# ÉTUDE

SUR LE

# SPINA VENTOSA

ACCOMPAGNÉE D'OBSERVATIONS RECUEILLIES

A L'HOPITAL STE-EUGÉNIE ET A L'HOPITAL DES ENFANTS-ASSISTÉS

PAR

Édouard GOETZ,

Docteur en médecine de la Faculté de Paris.
Ancien interne en médecine et en chirurgie des hôpitaux de Paris,
Membre correspondant de la Société anatomique.

PARIS
LIBRAIRIE J.-B. BAILLIÈRE ET FILS
19, rue Hautefeuille, près du boulevard St-Germain

GENÈVE. A. Cherbuliez et Cie. — H. Georg.

1877

# ÉTUDE

SUR LE

# SPINA VENTOSA

# ÉTUDE

SUR LE

# SPINA VENTOSA

ACCOMPAGNÉE D'OBSERVATIONS RECUEILLIES

A L'HOPITAL S^TE-EUGÉNIE ET A L'HOPITAL DES ENFANTS-ASSISTÉS

PAR

Édouard GOETZ,

Docteur en médecine de la Faculté de Paris.
Ancien interne en médecine et en chirurgie des hôpitaux de Paris,
Membre correspondant de la Société anatomique.



PARIS
LIBRAIRIE J.-B. BAILLIÈRE ET FILS
19, rue Hautefeuille, près du boulevard St-Germain

GENÈVE. A. Cherbuliez et Cie. — H. Georg.

1877

# INTRODUCTION.

La pathologie interne de l'enfance s'enrichit chaque année de quelque publication nouvelle ; aussi, n'y a-t-il, dans cette branche de la science, presque aucune maladie dont l'histoire ne soit faite. — Il est bien loin d'en être de même pour la pathologie externe : en dehors des affections si communes et sur lesquelles on revient toujours, telles que la coxalgie, le mal de Pott, les tumeurs blanches, et quelques autres encore, il en existe un assez grand nombre dont l'anatomie pathologique, la marche et le traitement sont entourés d'une grande obscurité; aussi combien de recherches resterait-il à faire dans ce vaste champ d'étude!

Pour notre part, lorsque nous sommes entré, comme interne, dans le service de chirurgie de l'hôpital Sainte-Eugénie, nous avons été frappé par la fréquence de la maladie qui fait l'objet de ce travail. Comme nous ne la connaissions guères que de nom, nous avons cherché à nous éclairer sur sa nature en consultant les traités classiques que nous avions entre les mains, et nous n'avons rien trouvé. — L'occasion s'étant offerte à nous de constater *de visu* l'altération anatomique dans le spina ventosa, nous avons fait quelques recherches à ce sujet : c'est alors que nous avons pu nous rendre compte de la confusion qui règne parmi les différents auteurs. — L'idée nous vint de tâcher d'élucider un peu la question : notre cher et excellent maître M. Lannelongue a bien voulu nous encourager dans cette étude et nous aider de ses précieux conseils ; qu'il reçoive ici l'expression de notre sincère reconnaissance pour l'intérêt qu'il n'a cessé de nous montrer.

Le plan de ce travail, dont nous reconnaissons toutes les imperfections, sera des plus simples : comme nous aurons à faire l'histoire d'une maladie incomplètement décrite jusqu'à présent, nous suivrons l'ordre adopté dans les traités classiques de pathologie : nous accompagnerons notre description des observations complètes ou résumées qui ont servi de base à cette étude.—L'examen histologique de nos pièces a été fait dans le laboratoire de M. le professeur Vulpian, par notre collègue et excellent ami M. Déjerine, auquel nous adressons tous nos remercîments.

Enfin M. le professeur Parrot a mis à notre disposition, et avec la plus extrême obligeance, ses notes recueillies à l'hôpital des Enfant-Asssistés sur un cas analogue à ceux que nous avons observés : nous le prions d'accepter le témoignage de notre vive gratitude.

---

# ÉTUDE

SUR LE

# SPINA VENTOSA

## DÉFINITION. — HISTORIQUE.

Sous le nom de *spina ventosa* les anciens auteurs confondaient les affections les plus diverses du tissu osseux; — l'origine de ce mot bizarre paraît remonter jusqu'aux Arabes qui décrivirent sous le nom de « rihh alschukah » une maladie que leurs commentateurs traduisirent par l'expression de: ventum spineum, spinæ ventositas, spina ventosa, etc. — Par le mot « spina » ils entendaient exprimer la douleur : douleur comparable à celle d'une épine enfoncée dans l'os ; par « ventosa » l'idée qu'ils se faisaient de la pathogénie de la lésion : un souffle malin distendant la cavité médullaire des os. Pour eux, dès qu'un os était, en totalité ou en partie, augmenté de volume ils lui appliquaient l'expression de spina ventosa, aussi, toutes les affections du tissu osseux, y compris les tumeurs, étaient-elles rangées sous une même dénomination.

Les progrès de l'anatomie pathologique ont, de nos jours, singulièrement éclairci la question : nous n'en sommes plus réduits à décrire en bloc des affections aussi disparates que la carie et l'ostéo-sarcome, la nécrose et les exostoses, les périostites et les enchondromes etc.

Pourquoi donc avoir conservé ce vieux mot de spina ventosa ? La maladie à laquelle nous l'appliquons existe-t-elle comme une entité devant avoir une place distincte dans la pathologie ? C'est ce que nous allons tâcher d'expliquer en peu de mots.

Et tout d'abord le mot de spina ventosa est encore journellement employé : chacun l'applique à l'affection dont la grande fréquence chez l'enfant nous a frappé. Il est certain, qu'en raison de son étiologie, de ses lésions, de sa marche, on pourrait plus justement désigner sous les noms de « doigts scrofuleux, » « de dactylite strumeuse infantile, » « d'ostéo-myélite chronique des phalanges et des métacarpiens » la maladie que nous avons en vue. — Mais pourquoi ajouter encore un mot nouveau à la nomenclature déjà si chargée de la pathologie ? L'anatomie pathologique sur laquelle reposerait l'expression nouvelle est-elle assez faite pour cela ?

On nous accordera que si le vieux mot que nous conservons est peu scientifique, il est au moins compris de tous, facile à retenir, journellement employé ; on pourrait lui appliquer ce que Trousseau dit à propos du mot « goutte, » qu'il se garde bien de changer (1) : « Quel que soit le sens que lui aient attribué ceux qui « l'ont inventé, il n'en a plus d'autre aujourd'hui que « celui de la chose à laquelle on l'applique. — Combien

(1) Trousseau. Clinique médicale de l'Hôtel-Dieu, t. III, p. 321.

« de fois ne vous ai-je pas fait remarquer la valeur de « ces mots, qui, dégagés à cette heure de toute préten- « tion scientifique, conviennent *uni et toto definito?* Ces « mots, goutte, vérole, variole, coqueluche sont d'au- « tant meilleurs qu'ils ont moins de signification pa- « thologique.... Ils sont parfaits, précisément parce « qu'ils n'impliquent aucun sens doctrinal, parce qu'ils « trouvent place dans toutes les nomenclatures sans « consacrer un article de foi pathologique. »

Nous garderons donc le vieux mot mais pour ne l'appliquer qu'à une seule des altérations du tissu osseux, incomplètement étudiée dans quelques auteurs anciens, et sur laquelle nos traités classiques modernes gardent un silence presque absolu.

Pour nous le spina-ventosa est cette *maladie propre aux enfants plus ou moins entachés de scrofule, se manifestant presqu'exclusivement sur les os longs du pied et de la main, et caractérisée par une intumescence à marche lente et sans douleur, ne portant que sur la diaphyse de ces os.*

Est-ce donc une maladie nouvelle ou inconnue que nous allons décrire? — Loin de nous cette pensée: — tous ceux qui soignent des enfants observent cette affection; seulement on n'a pas, jusqu'ici et à notre connaissance, réuni assez de faits cliniques pour donner une symptomatologie complète de la maladie, et l'anatomie pathologique étudiée par quelques auteurs n'existe que sous la forme de communications, d'observations éparses dans les journaux scientifiques, ou de descriptions sommaires dans quelques traités spéciaux. — Nous avons voulu réunir et grouper ces faits, les contrôler autant que possible par nous-même en y ajoutant ce que nos observations personnelles auront pu nous apprendre ; — nous avons tâché, en un mot, de démontrer ce que l'on devait entendre actuellement par une expression devenue presque banale. — Tel a été notre but ; on voit qu'il est plus modeste qu'on ne pourrait le croire au premier abord ; trop heureux serons-nous si nous avons pu être de quelque utilité à ceux qui s'occupent de la chirurgie de l'enfance.

Il est inutile de faire remonter l'historique du spina ventosa considéré au point de vue spécial que nous voulons envisager, jusqu'aux auteurs les plus anciens. — Tous, en effet, ne décrivent guère que le spina ventosa des adultes, et il est facile de se convaincre par la lecture de leurs ouvrages qu'ils avaient en vue, qui la carie, qui l'ostéo-sarcome, qui l'ostéite ou la périostite syphilitiques. — Augustin publie en 1717 une thèse volumineuse intitulée « de Spina ventosa ossium (1) » et donne un résumé assez complet des idées de ses devanciers et de ses contemporains sur le sujet. — Comme eux, il accorde une grande importance aux douleurs atroces ressenties surtout pendant la nuit, à l'intumescence de l'os affecté, à sa destruction complète... « os affectum in menstruosam, in æqualem ac tubero-« sam molem, duræ vel summe corruptæ compagis « convertitur. »

En 1724, Marc-Aurèle Séverin propose de remplacer le mot de spina ventosa par celui de « pœdarthrocace ». — Il avait observé le gonflement des os chez les enfants, mais sa description nous montre une augmentation de volume ne portant que sur les épiphyses des

(1) Fredericus Ludovicus Augustin. De spina ventosa ossium diss. Halae, 1717.

os longs, dans le voisinage des articulations ; elle s'est évidemment appliquée à des enfants atteints de rachitisme.

Duverney, dans son Traité des maladies des os (1), définit ainsi le spina ventosa : « La corruption de la moelle sans blessure extérieure, ou celle qui est produite par une carie interne, s'appelle ordinairement spina ventosa, nom qui lui a été donné à cause de la corrosion et de la destruction de l'os, accompagnées de douleurs poignantes de la tumeur. » Les causes qu'il lui assigne sont le scorbut, le rachitisme et surtout la vérole. Par la description qu'il donne de la maladie, ainsi que par le traitement qu'il conseille de lui opposer et qui repose sur l'emploi des médicaments sudorifiques selon la méthode de Boerhave, on voit qu'il a eu en vue l'ostéite et la carie syphilitiques.

Plus tard, Jean-Louis Petit (2) ne parle qu'incidemment du spina ventosa dans son Traité des maladies des os. « On peut ranger parmi les exostoses, » dit-il dans son article intitulé exostose et carie, « ce que certains auteurs ont assez mal à propos appelé spina ventosa : c'est une maladie dans laquelle les os deviennent mous et comme dissous, cariés et vermoulus. » La cause de la carie et de l'exostose réside, pour lui, tout entière dans le périoste : il fait jouer à cette membrane un rôle tout mécanique dans la nutrition de l'os ; les vaisseaux qui s'y rendent sont situés entre une masse dure (l'os) et une membrane élastique (le périoste) qui est soulevée à chaque systole du cœur. Quand l'action du

(1) Duverney. Traité des mal. des os. Paris, 1751, t. II, p. 479.

(2) J.-L. Petit. Traité des mal. des os, 1785, 3e édit., t. II, p. 267.

cœur est trop affaiblie pour faire circuler le sang dans les petits vaisseaux, « le ressort du périoste venant à se débander comprime les vaisseaux, ce qui oblige le sang et la lymphe à couler avec plus de vitesse jusque dans les parties les plus reculées des fibres osseuses ; si, par quelque cause que ce soit, le ressort est relâché, les sucs nourriciers n'arriveront plus jusqu'à l'os, d'où nécrose et carie. »

En 1805, un docteur de Paris, Vandenzande, présente comme thèse inaugurale une dissertation sur le spina ventosa (1). Cette maladie, dit-il dans sa définition, « diffère de l'ostéite, de la carie et de l'exostose, en ce qu'elle réunit au degré le plus éminent l'inflammation et l'intumescence. » De toutes ses causes, la plus fréquente est le virus syphilitique : « On peut établir que le spina ventosa est devenu plus fréquent et a acquis plus de malignité depuis que la peste vénérienne étendant ses ravages sur tous les points du globe, a été si souvent transmise des pères aux enfants. » Cet auteur commet donc la même faute que ses prédécesseurs.

Nous arrivons ensuite à l'époque de Boyer où nous trouvons pour la première fois une idée à peu près conforme à celle que nous nous faisons de la nature de la maladie.

Dans ses leçons (1803) (2), dans son Traité des maladies chirurgicales (1814 (3), dans son article Spina

(1) J.-B. Vandenzande. Dissertation sur le sp. vent. Thèse de Paris, an XIII (1805), n° 521.

(2) Leçons du citoyen Boyer sur les mal. des os, rédigées par Richerand. Paris, an XI, 1803.

(3) Boyer. Traité des maladies chirurgicales, art. spina ventosa, p. 568. Paris, 1814.

ventosa du Dictionnaire en soixante volumes (1821) (1) il donne du spina ventosa une description qui a été reproduite par beaucoup de ceux qui l'ont suivi. Dans sa définition, il dit que « le spina ventosa est une affection des os cylindriques dans laquelle les parois du canal médullaire subissent une distension lente, successive, quelquefois énorme en même temps qu'elles sont considérablement amincies et même percées en plusieurs points, — ou que leur tissu éprouve une raréfection singulière. — Maladie dont le siége paraît résider dans le canal médullaire. »

Boyer distingue deux formes cliniques du spina ventosa, l'une propre aux adultes et qui se rapproche beaucoup de ce que l'on sait maintenant de l'ostéosarcome et des kystes osseux, l'autre qu'on ne trouve que dans l'enfance, et qui siége sur les métacarpiens et les phalanges ; il donne une bonne idée de l'intumescence des doigts que nous décrirons, et dit que la maladie peut se terminer spontanément ou par nécrose.

Ces excellents articles sont ce que nous avons trouvé de plus complet sur notre sujet, tant parmi les auteurs anciens que parmi les modernes; nous y reviendrons du reste plusieurs fois dans le cours de ce travail.

En 1827, Jules Cloquet publie dans le Dictionnaire en 21 volumes (2), une histoire assez complète du spina ventosa ; il différencie, comme Boyer, tant sous le rapport des cause que sous celui des symptômes, le spina ventosa des adultes et celui des enfants· dans le premier, douleurs aiguës dès le début, tumeur énorme sié-

(1) Dict. en 60 vol. Paris. 1821, art. Spina ventosa.

(2) Dict. en 21 vol., t. XIX, p. 449. Paris, 1827, art. Spina ventosa, de J. Cloquet.

geant sur les os longs des membres, le fémur par exemple, pouvant acquérir un volume considérable et se terminer par la cachexie ; dans le second, gonflement des os du métacarpe et des phalanges, indolent, s'accompagnant parfois d'ulcération de la peau. Il fait résider les deux affections dans la membrane médullaire. Il est évident pour nous que la première de ces formes n'est autre chose que le cancer des os, et que la seconde seule correspond aux faits que nous avons observés. En somme, Cloquet ne fait que reproduire les idées de Boyer auquel revient, sans conteste, tout le mérite de la priorité.

Lobstein, dans son Traité d'anatomie pathologique(1) ne fait qu'embrouiller la question en distinguant trois espèces de spina ventosa cortical, sus-cortical et central; les deux premières variétés paraissent rentrer dans ce que Ranvier a décrit sous le nom « d'ostéo périostite ossifiante. » Quant à la troisième, elle se rapproche tout à fait de la lésion médullaire et osseuse admise par Boyer ; enfin, il crée une quatrième variété qu'il appelle spina ventosa total : « C'est, dit-il, une hyperostose affectant surtout la partie moyenne des os longs, résultant d'un travail nutritif morbide en vertu duquel une nouvelle matière osseuse est ajoutée à l'ancienne en même temps qu'il se dépose dans les cellules de la grande cavité de l'os des substances nouvelles, soit analogues soit hétérologues aux substances primitives ; aussi, j'ai cru pouvoir donner à cette altération le nom « d'*ostéospongiôse* » plus significatif que celui de spina ventosa. »

(1) Lobstein. Traité d'anat. pathol. Paris, 1833, t. II, p. 122. De l'ostéo-spongiôse, communément appelée spina ventosa.

La description d'une maladie, jusqu'alors imparfaitement connue, la tuberculôse du tissu osseux, par A. Nélaton (1), imprime aux idées une direction nouvelle. Bérard, dans le Dictionnaire en 30 volumes (2), commense par dire dans l'article intitulé spina ventosa : « J'ai pour but de démontrer dans cet article que le spina ventosa n'est point une maladie spéciale comme les auteurs l'ont généralement admis, mais une affection qui se rapporte tantôt au cancer, tantôt aux tubercules des os.... » Il distingue en effet le spina ventosa de l'adulte dans lequel on reconnaît tous les symptômes de l'ostéo-sarcôme, et celui de l'enfant « qui n'est autre chose que l'affection tuberculeuse décrite par Nélaton. » Ce dernier auteur dit en tout autant de termes que pour lui le spina ventosa des phalanges et des métacarpiens est constitué par des tubercules enkystés.

Un peu plus tard Vidal de Cassis (3) adopte la même manière de voir. Ces opinions sur la nature de la maladie seront du reste discutées à la fin de notre chapitre d'anatomie et de physiologie pathologiques.

A peu près vers la même époque, en 1837, Astley Cooper (4), en Angleterre, décrit, sous le nom « d'exostose médullaire fongueuse, » une maladie qui paraît se rapprocher du spina ventosa des adultes ainsi qu'on le comprenait alors, c'est-à-dire de l'ostéo-sarcôme. — Il nous paraît bien difficile de se faire une opinion sur

(1) Recherches sur l'affection tuberculeuse des os. Thèse de Paris, 1836, t. XII de la collection par Auguste Nélaton.

(2) Dict. en 30 vol. Paris, 1840, t. XXII, p. 508.

(3) Vidal de Cassis. Traité de pathologie externe, t. II, p. 201. Paris, 1851.

(4) Œuvres chirurgicales complètes de Sir Astley Cooper. Trad. pa Chassaignac et G. Richelot. Paris, 1837.

ce qu'il a voulu dire, car sous le nom d'exostoses, il décrit presque toutes les affections organiques des os.

La divergence des opinions qui régnait sur le spina ventosa vers 1840 fait mettre cette question à l'ordre du jour ; aussi voyons-nous trois thèses se succéder sur ce sujet. Dans ce temps-là, la Faculté de médecine de Paris indiquait aux candidats leur sujet de thèse, trois fois de suite elle leur propose la question suivante : « du spina ventosa ; doit-il être considéré et décrit comme une maladie particulière ? »

Robert, en 1839 (1), admet les opinions de Boyer et de J. Cloquet : « Je crois avoir démontré, dit-il dans ses conclusions, que le spina ventosa résulte d'une affection de la membrane médullaire sauf à en éliminer plus tard l'espèce qui se développe particulièrement sur les phalanges des enfants et dont la nature et l'origine nous paraissent plus obscures.

Michel, en 1842 (2), répond à la question sous la forme d'une proposition que nous reproduisons textuellement : « Il nous paraît rationnel de considérer le spina ventosa comme une maladie spéciale, soit qu'il ait son point de départ primitivement dans les membranes médullaires seulement, ou en même temps dans ces membranes et dans l'os ; mais nous avouons que nous penchons pour la première hypothèse. »

La même année Varranguien de Villepin (3) traite la question d'une manière beaucoup plus sérieuse ; il s'inspire d'un travail qui avait paru l'année précédente :

(1) Robert. Thèse de Paris, 1839.
(2) Michel. Thèse de Paris, 1842.
(3) Varranguien de Villepin. Thèse de Paris, 1842.

Mémoire sur quelques maladies du tissu médullaire des os, par Rognetta.

Varranguen de Villepin, considère le spina ventosa comme ayant pour lésion anatomique une altération chronique de la moelle osseuse. La description qu'il donne de la maladie siégeant sur les doigts ou les métacarpiens est bonne; mais, il nous paraît être à côté de la vérité quand il dit que la maladie peut se rencontrer au niveau de l'épiphyse des os longs et des maxillaires; il la différencie cependant de l'ostéo-sarcome tant par ses symptômes que par son anatomie pathologique. Il conclut que l'on peut avec avantage considérer le spina ventosa, « non point comme une maladie particulière, mais comme un genre particulier, myélite chronique appartenant à la grande classe des ostéites. »

Le mémoire de Rognetta (1) mérite une place importante dans l'histoire du spina ventosa : cet auteur fait précéder l'étude des maladies de la moelle des os de considérations assez originales sur l'anatomie et la physiologie de cet organe. Dans le paragraphe consacré à l'étude de la « médullite chronique, » de la diaphyse des os longs, nous trouvons une description anatomo-pathologique et clinique, que nous analyserons plus loin. Pour le moment contentons-nous de signaler cette monographie fort bien faite à beaucoup d'égards, et sur laquelle nous aurons l'occasion de revenir plusieurs fois.

Plus tard, M. Ch. Robin (2) ayant découvert dans la

(1) Rognetta. Mémoire sur quelques maladies du système médullaire des os. Feuilleton de la Gazette des hôpitaux, 17 juin 1841, numéro 74, et suivants.

(2) Ch. Robin. Comptes-rendus de la Soc. de biologie, 1849, tome I, page 150.

moelle des os des cellules nouvelles, donne la description de tumeurs exclusivement composées de ces cellules (tumeurs à myéloplaxes) et y fait rentrer beaucoup d'affections regardées jusqu'alors comme des spina ventosa.

Cruveilhier dans son Traité d'anatomie générale et Eugène Nélaton dans son volumineux mémoire sur les tumeurs à myéloplaxes (1), se rangent à cette opinion que nous discuterons à propos de l'anatomie pathologique.

D'après Gerdy (2), le nom de spina ventosa, « terme vague et banal, » ne doit s'appliquer qu'à ce qu'il décrit sous le nom d'exostose par cancer. Dans son Traité sur les maladies des organes du mouvement, nous trouvons un article intitulé « De l'inflammation scrofuleuse des os, » dans lequel il décrit (p. 174) une ostéite raréfiante bulleuse, fréquente chez les enfants scrofuleux, siégeant sur les os longs, les métacarpiens et les phalanges. La cavité médullaire est dilatée, comme insufflée, ses parois sont dures et criblées de trous; marche lente, terminaison favorable possible sans intervention chirurgicale; cette description paraît donc se rapporter au spina ventosa tel que nous le comprenons, bien qu'il n'en prononce pas le nom une seule fois.

En 1865 paraît dans le Handbuch de Pitha et Billroth une monographie de Volkmann (3), sur les inflammations scrofuleuses des os. On y trouve une bonne des-

(1) Eugène Nélaton. Mémoire sur les tumeurs à myéloplaxes. Thèse de Paris, 1860.

(2) Gerdy. Maladies des organes du mouvement, os, muscles, etc. Paris, 1855.

(3) Handbuch der allgemeinen und speciellen chirurgie von Pitha et Billroth. Erlangen, 1865.

cription du spina ventosa : ce mot vieilli ne doit plus s'appliquer, d'après cet auteur, que pour désigner l'inflammation à forme spéciale qu'il décrit sur les phalanges chez les petits enfants.

Il considère cette affection comme une ostéo-myélite végétante mais, dit-il, « comme nous n'avons pas encore suffisamment d'observations anatomiques, il vaut mieux nous en tenir à l'expression de « spina ventosa » choisie par les anciens.

Le travail de Volkmann est le seul parmi les travaux de ces dernières années où la question soit traitée dans son ensemble. Après lui, le traité de Virchow (1), de Rindfleisch (2), de Billroth, de Frey en Allemagne, celui de Cornil et Ranvier en France, ne contiennent que des passages fort courts relatifs à la maladie qui nous occupe; aucun ne donne une description spéciale de son anatomie pathologique.

Le silence est pour ainsi dire absolu dans les traités et manuels classiques de Nélaton, de Jamain, de Follin, de Roser. Nous n'avons rien trouvé non plus dans les traités spéciaux de chirurgie d'enfance de Holmes et de Giraldès.

Dans les publications plus récentes, nous ne trouvons que le résumé de l'observation de M. le professeur Parrot (3) et que l'on pourra trouver avec tous ses détails à la fin de ce travail.

(1) Virchow. Pathol. des tumeurs, trad. Aronssohn. Paris, 1869, t. II, p. 284.

(2) Rindfleisch. Traité d'histologie pathologique, trad. par le Dr Gross. Paris, 1873, § 640, p. 584.

(3) Parrot. Sur les altérations d'apparence strumeuse observée chez un enfant d'un an. Bull. de la Soc. anat., 5e série, t. VIII, 48e année, 1873, p. 580.

En 1875, le Dr Beauregard (1), dans sa thèse sur la dactylolyse décrit brièvement, à propos des manifestations profondes de la scrofule sur les doigts, l'affection signalée par Boyer chez les enfants. La lecture de ce chapitre ne nous a pas appris grand'chose de nouveau : l'auteur ne peut du reste s'arrêter longtemps sur ce sujet spécial, étant donnée l'étendue de sa thèse, où l'on trouvera de précieux renseignements sur les affections des doigts les plus diverses, congénitales, accidentelles, diathésiques, etc. Il admet un spina ventosa syphilitique.

Enfin, nous avons lu avec le plus grand fruit l'excellent article intitulé « Moelle des os, » du Dictionnaire encyclopédique, de M. Robin pour l'anatomie et la physiologie, de MM. Verneuil et Marchand pour la pathologie (2). Ces derniers auteurs donnent de la médullite chronique une description anatomo-pathologique qui concorde en beaucoup de points avec les faits que nous avons observés dans nos autopsies. Nous sommes heureux de pouvoir appuyer les opinions que nous avancerons sur l'autorité d'hommes aussi compétents.

## ÉTIOLOGIE.

De l'obscurité qui régnait sur la nature du spina ventosa ainsi que le comprenaient les auteurs anciens, il résulte que l'étiologie de cette maladie est difficile à établir; d'après la plupart d'entre eux, en effet, trois

(1) Beauregard. Séméiotique des dactylolyses. Thèse de Paris, 1875. Coll. in-8°, t. I.

(2) Dict. encyclopédique des sciences médicales, t. IX, 2e série, 1re partie. Paris, 1875.

grandes diathèses, le cancer, la syphilis, la scrofule, peuvent avoir comme manifestation la tuméfaction énorme de certains os, et, suivant les cas, donner lieu aux altérations les plus graves. Les causes banales, telles que la suppression de certains flux, la répercussion des ulcères, des dartres, l'arthritisme, l'herpétisme, les fièvres éruptives ou malignes, sont invoquées tour à tour pour expliquer la pathogénie de ces lésions, comme de tant d'autres.

En nous plaçant au point de vue spécial que nous avons indiqué au début de ce travail, nous voyons bien vite que l'on peut facilement passer sur cette étiologie; par la généralité même des faits qu'elle embrasse, elle ne conduit à aucune donnée certaine, tandis que dans l'enfance, une cause pour ainsi dire unique, tant elle est fréquente, suffit pour que l'on y puisse rapporter presque tous les cas.

Nous éliminons donc le cancer; cette diathèse étant d'une extrême rareté dans le jeune âge, s'accompagnant toujours de symptômes généraux, et d'un état cachectique qui sont l'exception dans la maladie qui nous occupe; en outre, de toutes ses manifestations, les altérations osseuses sont rangées parmi les plus rares.

Restent donc la scrofule et la syphilis dont nous allons nous occuper tout à l'heure.

Le *sexe* paraît avoir une certaine influence sur la production du spina ventosa. Dans nos trente-cinq observations, nous trouvons vingt-deux garçons et treize filles; il est évident que les chiffres que nous donnons ne peuvent être considérés comme suffisants pour que, nous ayons la prétention de les donner comme base d'une statistique générale, cependant la prédominance du sexe masculin est évidente dans les cas que nous avons observés.

Sous le rapport de *l'âge* les chiffres sont également assez éloquents : à l'hôpital Sainte-Eugénie, où nous sommes appelé à voir des enfants depuis la naissance jusqu'à l'âge de 15 ans, nos observations les plus nombreuses portent sur des malades âgés de 1 à 4 ans. Voici, du reste, comment, d'après nos relevés, se répartissent les cas :

| | |
|---|---|
| De 1 à 4 ans | 23 |
| De 4 à 8 ans | 7 |
| De 8 à 15 ans | 5 |
| Total | 35 cas. |

La première enfance semblerait donc plus prédisposée que la seconde; nous verrons plus tard quelle influence on doit faire jouer au phénomène de la dentition.

Arrivons maintenant à la cause prédisposante du spina ventosa la plus importante : la scrofule. Si nous ne nous basions que sur ce que nous avons observé nous-même, nous dirions la *seule* cause prédisposante. Mais nous devons tenir compte de l'opinion des trop rares auteurs qui se sont occupés de la question avant nous, et il en est qui accordent un rôle à la syphilis, tout en reconnaissant que le spina ventosa, d'origine scrofuleuse, est le plus fréquent. Malgré nos recherches, nous n'avons pas rencontré un seul cas où cette cause pût être acceptée.

Presque tous les enfants que nous avons vus étaient scrofuleux : voilà ce que nous pouvons dire d'une manière générale ; les uns, l'étaient à un degré très-prononcé, avec ces manifestations multiples sur les ganglions, sur la peau ou sur les yeux, qui ne permettent aucun doute sur l'existence de la diathèse ; d'autres, au contraire, et ce sont les moins nombreux, ne présentaient, soit dans leurs antécédents, soit dans leur état actuel, que des signes sinon douteux, tout au moins peu évidents de scrofule. Nous ne saurions, dans ce travail, examiner la question des rapports entre le lymphatisme ne se décelant que par des symptômes vagues, tels que la finesse de la peau, le facies, la finesse et la couleur des cheveux, etc..., et la scrofule confirmée, avec ses lésions portant sur la peau, les muqueuses, les organes des sens et même les viscères. Si, comme pour la syphilis, on pouvait classer les accidents de la scrofule par ordre de gravité et suivant le moment de leur apparition, en primitifs, secondaires et tertiaires, nous pourrions dire que le spina ventosa s'observe à toutes les périodes de la maladie ; aussi bien chez les sujets qui n'en ont que le principe, que chez ceux où la multiplicité des accidents démontre que l'organisme en entier subit l'influence de la diathèse.

Qu'elle soit acquise ou héréditaire, la scrofule est donc pour nous, comme du reste pour tous ceux qui, depuis Boyer, reconnaissent deux espèces de spina ventosa, celui de l'adulte et celui de l'enfant, la cause prédisposante la plus active, la plus répandue.

A propos de la question de l'hérédité de la scrofule, nous avons recherché dans toutes nos observations si les parents des malades atteints de spina ventosa étaient ou avaient été tuberculeux.

Dans cinq de nos cas, les parents étaient atteints de

phthisie pulmonaire; trois fois nous avons pu ausculter les mères des enfants; dans les deux autres, les renseignements recueillis sur les symptômes fonctionnels et sur la marche de la maladie, ne nous laissent aucun doute sur sa nature.

Nous n'aurions pas mentionné ce fait, qui n'a rien d'étonnant par lui-même, car on sait parfaitement que des enfants nés de parents tuberculeux sont plus exposés que d'autres à la scrofule, si nos conclusions dans ce cas n'étaient pas contraires à une opinion qui nous a frappé. Nous trouvons, en effet, dans les Bulletins de la Société anatomique (1), le résumé d'une discussion qui eut lieu entre M. Parrot et M. Després, à la suite de la présentation d'une pièce fort intéressante de syphilis osseuse chez un nouveau-né. M. Després demande à M. Parrot s'il a jamais observé des lésions des os chez des enfants nés de parents tuberculeux. Ce dernier répond qu'il n'en a jamais observé.

Pour notre part, nous avons plusieurs fois constaté la présence de tubercules chez les parents de nos malades ou chez nos malades eux-mêmes. Bien qu'il n'y ait, ainsi que nous le verrons, aucune identité entre la nature de la lésion pulmonaire et celle du tissu osseux, nous admettons donc, comme cause venant en seconde ligne après la scrofule, la tuberculose des parents ou des enfants.

Reste enfin à étudier le rôle de la syphilis dans la production du spina ventosa chez les enfants.

Les recueils périodiques, les comptes-rendus des so-

(1) Bulletin de la Société anatomique, t. XX, 2me série, 1875, page 157.

ciétés savantes renferment, en France, nombre d'observations d'altérations profondes du tissu osseux, chez les nouveau-nés atteints de syphilis héréditaire ; M. le professeur Parrot a attaché son nom à cette étude, qui ne rentre pas, du reste, dans le cadre de la maladie que nous avons en vue. Bien plus rares sont les observations de syphilis osseuse chez les enfants plus âgés. A part la mention que l'on trouve de la syphilis des parents ayant comme conséquence la production d'accidents scrofuleux chez les enfants, nous ne trouvons qu'un seul auteur qui admette un spina ventosa syphilitique.

Le Dr Beauregard (1), dans sa thèse déjà citée, après avoir donné une description assez complète au point de vue des symptômes du spina ventosa scrofuleux, en admet une seconde espèce qu'il appelle spina ventosa syphilitique; dans les deux cas il y aurait, selon lui, une ostéo-myélite comme lésion anatomique. A l'appui de son opinion, il cite deux observations : l'une dont nous nous ne occuperons pas, et qui a trait à un homme adulte; l'autre qui pourrait se rapprocher des cas que nous avons étudiés, et dont voici le résumé : Il s'agit « d'une jeune fille de 14 ans ayant présenté, dans son enfance, des accidents de syphilis héréditaire non douteuse. Elle présente à la première phalange du pouce, de l'annulaire et du médius, un gonflement considérable sans altération de la peau et sans douleur. A la suite d'incisions (?) au niveau des points tuméfiés, elle guérit sans traitement spécifique, avec une atrophie consécutive des doigts affectés. »

Quelle part revient à la syphilis, quelle part revient

(1) Beauregard. Thèse, loc. cit.

à la scrofule dans ce cas? C'est ce qu'il est difficile de dire, l'observation ne nous donnant pas de renseignements au sujet de cette dernière diathèse. Nous croyons qu'il est impossible de se prononcer aujourd'hui sur la nature syphilitique du spina ventosa, les faits en sa faveur ne sont pas assez nombreux; nous n'avons cité cette opinion que pour être complet, n'ayant pas eu par nous-même l'occasion de la vérifier.

Etant données ces causes prédisposantes, dont deux nous paraissent certaines : la scrofule et la tuberculose soit chez les parents, soit chez les enfants; la troisième étant douteuse, la syphilis héréditaire, trouve-t-on des *causes occasionnelles* capables de produire la maladie ?

Les traumatismes de toutes sortes auxquels les enfants sont exposés : les coups, les chutes, les piqûres, n'ont jamais, dans nos observations, coïncidé assez exactement avec le début de la maladie pour que nous puissions les considérer comme tels. Dans un seul cas (obs. VIII), le petit malade avait vu son mal (s. v. d'un métacarpien) succéder à un coup reçu sur le dos de la main. Ce fait isolé n'a donc pas une grande valeur.

Nous serons un peu plus affirmatif en ce qui concerne la dentition : on sait que ce phénomène physiologique qui, dans certains cas passe inaperçu, dans d'autres, au contraire, peut s'accompagner de troubles plus ou moins sérieux, soit du côté du système nerveux, soit du côté du système digestif.

On a beaucoup exagéré l'importance de cette cause pour un grand nombre des maladies des enfants, aussi ne le mentionnons nous à propos de l'affection dont il s'agit ici, que parce que dans deux de nos observations, la tuméfaction du doigt a paru se montrer en même temps que les premières dents; nous donnons ces faits pour ce qu'ils valent, et nous sentons parfaitement qu'ils doivent être confirmés par des observations plus nombreuses.

En résumé, le spina ventosa n'a que des causes prédisposantes bien établies et manque de causes occasionnelles. C'est une affection idiopathique ou protopathique auraient dit les anciens. Si l'on entend par là qu'elle ne dépend que de la constitution du sujet, et que les agents extérieurs n'ont rien à voir dans sa production, nous acceptons cette dénomination ainsi comprise.

## ANATOMIE ET PHYSIOLOGIE PATHOLOGIQUES.

En appliquant, comme nous le faisons, le terme de *spina ventosa* à une seule maladie, l'étude de ses lésions anatomiques se trouve considérablement restreinte, surtout si on la compare à celle qu'étaient obligés d'en faire les anciens auteurs. Notre but, dans ce chapitre, est d'étudier les altérations observées le plus fréquemment, et que l'on peut considérer comme générales; nous discuterons, chemin faisant, les opinions qui ont été émises à diverses époques sur la nature de la maladie qui nous occupe, et nous nous rallierons à celle qui nous paraît le plus acceptable.

Quelque réduite que soit notre tâche, elle nous paraît encore, dès le début, bien difficile; en effet, si les renseignements fournis par l'observation clinique ont pu nous paraître suffisants, il est bien loin d'en être de même pour les faits anatomiques que nous avons pu recueillir; les autopsies après ablation d'un doigt et les autopsies cadavériques sont des plus rares. Cela se comprend, puisque nous verrons que l'amputation ne doit être proposée qu'à la dernière extrémité, et que, d'une autre part, la diathèse scrofuleuse dont le spina ventosa n'est qu'une manifestation locale, entraîne bien rarement la mort. Nous avons tâché de remédier, en partie, à ce défaut d'observations nécroscopiques par l'étude des fragments de phalanges enlevés en pratiquant la résection sous-périostée des os malades; malgré cela les faits sont encore peu abondants; aussi ne saurions-nous engager assez vivement ceux qui pourront augmenter leur nombre, à ne pas en laisser échapper l'occasion.

Dans notre définition, nous avons dit que l'affection propre à l'enfance, décrite sous le nom de spina ventosa, était presque exclusive aux os longs du pied et de la main. Cette proposition n'a rien d'exagéré; car nos trente-cinq observations ne portent absolument que sur des altérations de ces os; mais nous devons tenir compte de l'opinion de quelques auteurs qui accordent un siége différent à la maladie tout en reconnaissant que la localisation sur les doigts et sur les métatarsiens est la plus fréquemment observée.

Volkmann (1) dit qu'une lésion de même nature que celle qu'il décrit au niveau des métacarpiens et des phalanges a été rencontrée par lui sur le cubitus.

Dans l'observation que nous devons à l'extrême obligeance de M. le professeur Parrot, l'extrémité supérieure du cubitus gauche est manifestement le siége de l'alté-

(1) Loc. cit. Volkmann.

ration dont il s'agit : nous avons vu un dessin représentant l'os à l'état frais, et nous avons examiné ce même os desséché et fendu suivant sa longueur. Aucun doute ne nous semble possible sur la nature de l'affection dont il a été atteint.

Varranguien de Villepin (1) admet que le spina-ventosa peut siéger sur les os du crâne; à l'appui de son opinion, il cite l'observation suivante, empruntée à Breschet : « M. Breschet présente à l'Académie de médecine le crâne d'une jeune fille scrofuleuse dont le tissu diploïque offrait une épaisseur de $0^{m},035$. M. Rognetta s'est assuré, par l'examen anatomique de la pièce, que la membrane diploïque était rougeâtre, et que les cellules qu'elle tapissait contenaient beaucoup de tissu de la même couleur. »

Dans l'observation de M. Parrot, on peut considérer l'altération qu'il décrit au niveau du frontal comme étant la même que celle des doigts.

Ces faits sont les seuls que nous ayons pu trouver en faveur de la localisation de la maladie sur d'autres os que ceux qui nous ont paru le plus fréquemment atteints. Là encore, il nous faut établir une prépondérance marquée en faveur des os longs de la main. Sur nos trente-cinq observations, trois seulement ont pour objet des spina ventosa des métatarsiens. Parmi ces derniers, c'est le premier que nous avons toujours trouvé malade; les phalanges des orteils paraîtraient donc jouir d'une certaine immunité.

A la main, la fréquence du spina ventosa sur les phalanges, et sa rareté relative sur les métacarpiens,

(1) V. de Villepin. Loc. cit.

frappe tout d'abord : treize fois les métacarpiens son affectés, et le premier, à lui seul, comprend cinq cas, les autres étant répartis à peu près également sur le second et le troisième.

Du côté des doigts, la prédominance de la phalange est indiscutable : toutes nos observations, sauf deux, se rapportent à la phalange; deux à la phalangine; la phalangette n'a été trouvée atteinte dans aucun cas.

Dans quelques-unes de nos observations, on peut voir que plusieurs os sur le même individu sont atteints de spina ventosa. Dans l'observation IX, les phalanges et les métacarpiens des deux mains sont pris en même temps; c'est le seul cas où la multiplicité des lésions fut si grande. D'autres fois, deux phalanges appartenant à la même main, mais à des doigts différents, une phalange et un métacarpien, une phalange et un métatarsien sont affectés en même temps ou tour à tour. Ces faits, que nous devions signaler, sont relativement rares.

Si maintenant on compare les doigts entre eux, on s'aperçoit bien vite que le troisième l'emporte de beaucoup sur les autres; quatorze observations ont pour objet ce doigt seul; les autres se répartissent entre les voisins; le pouce viendrait en seconde ligne.

Pour en finir avec ce travail statistique, résumons-nous en disant que la main est de beaucoup plus exposée au spina ventosa que le pied; que les métacarpiens sont moins souvent atteints que les doigts, et que, dans ceux-ci, la phalange est presque seule affectée; enfin que le troisième métacarpien et la phalange du troisième doigt sont le siége le plus fréquent de la maladie.

Arrivons maintenant à la description des altérations anatomiques d'un doigt atteint de spina ventosa, pour prendre l'exemple que nous avons le plus souvent rencontré. Ce qui fait, avons-nous dit, le caractère essentiel de la maladie, c'est l'intumescence de l'organe affecté ; à quoi est due cette augmentation de volume? Quels sont les éléments anatomiques qui sont atteints? C'est ce que l'analyse de cas peu nombreux où l'autopsie a pu être faite va nous apprendre.

Dans sa première période, alors que le spina ventosa ne se traduit que par le gonflement pur et simple de la diaphyse de l'os, sans altération de la peau, sans gêne dans les mouvements, tout ce que l'on sait de l'anatomie pathologique n'est qu'hypothèse. Il en est de cette maladie comme de tant d'autres, la tumeur blanche des articulations, par exemple, dont on connaît parfaitement les lésions dans les périodes avancées, mais où l'on n'a que très-rarement eu l'occasion de vérifier *de visu* l'altération initiale. Pour notre part, nous avouerons franchement que nous n'avons pas pu, une seule fois, vérifier nos diagnostics à la première période; aussi préférons-nous garder le silence jusqu'à ce que des faits bien réels aient été observés. Cependant des auteurs sérieux tels que Boyer et Varranguien de Villepin, prétendent qu'au début du spina ventosa la moelle osseuse est rouge, injectée, comme œdémateuse. Sont-ils arrivés à ce résultat par l'observation directe ou par la déduction qu'il est facile de tirer des lésions plus avancées que nous avons constatées? C'est ce qu'ils ne nous disent pas.

Ce n'est donc que sur la seconde phase de la maladie que portera notre description ; à ce moment là, les altérations sont à leur summum d'intensité; l'hypertrophie est énorme; à travers la peau ulcérée en plusieurs points on aperçoit de gros bourgeons de tissu fongueux et saignant; la forme primitive du doigt est donc considérablement modifiée.

On peut se rendre un compte exact des lésions anatomiques constatées en pareil cas en lisant l'observation suivante qui peut être considérée comme typique; c'est, du reste, la seule qui, à notre connaissance, donne une description détaillée des désordres si variés que l'on rencontre dans un doigt atteint de spina ventosa.

### Observation I (Inédite).

**Spina ventosa du médius gauche. — Amputation. — Autopsie par M. Lannelongue.**

La jeune Fink (Marie), âgée de 12 ans, entre le 24 février 1877, salle Sainte-Eugénie, lit n° 39, dans le service de M. Lannelongue. Cette enfant est atteinte d'un spina ventosa ulcéré de la première phalange du médius gauche, dont le début paraît remonter à quatre ans. Progressivement son doigt aurait augmenté de volume, sans cause appréciable, et sans douleurs vives. Au moment de son entrée, on constate l'état suivant : La première phalange a acquis un volume considérable, elle est fusiforme, la peau est rouge, amincie, et présente au-dessous de l'articulation de la première avec la seconde phalange, deux ulcérations arrondies, l'une au côté interne, l'autre au côté externe du doigt. Le fond de ces ulcérations est formé par un tissu fongueux, gris rougeâtre, et donne issue à un pus séreux et mal lié. L'épaisseur est considérable au niveau de la première phalange; l'extrémité supérieure de la seconde est aussi un peu gonflée, mais à un degré beaucoup moindre; quant à la troisième, elle a conservé son aspect normal. Les mouvements de flexion sont possibles entre le métacarpien et la première phalange, et entre la phalangine et la phalangette; mais entre la première et la seconde, ils sont impossibles.

Le doigt est dans un état de flexion incomplète et permanente des deux dernières phalanges sur la première ; elles forment avec cette dernière un angle presque droit.

L'extension volontaire est impossible, ainsi que les mouvements communiqués.

En présence de désordres aussi graves, et aussi anciens, M. Lannelongue se décide à débarrasser la malade de ce doigt qui ne lui sert de rien, et qui ne guérirait que dans des circonstances déplorables.

L'opération est pratiquée suivant le procédé des deux lambeaux latéraux ; le pansement fait d'après la méthode de Lister. Ses suites en ont été des plus heureuses et des plus simples : la suppuration a été presque nulle, et, quinze jours après, la jeune malade quittait le service, complètement guérie, ne conservant qu'une cicatrice linéaire peu apparente.

L'autopsie du doigt est pratiquée immédiatement après son ablation. Six semaines après, au moment où nous rédigeons ces notes, nous avons la pièce, conservée dans l'alcool pur, sous les yeux, et nous pouvons constater encore, peut-être même avec plus de netteté pour certains détails, les particularités si intéressantes décrites à l'état frais par notre excellent maître.

1° *Du côté de l'extension.* — Une coupe pratiquée des parties superficielles vers l'os, nous montre la peau, amincie en certains points, plus épaisse et plus résistante en d'autres. Le derme et la couche sous-cutanée ne font qu'un au niveau de la première phalange. Cette couche adhère à la face superficielle du tendon de l'extenseur, de telle sorte que, de la peau à ce tendon, on ne rencontre qu'une couche unique dans laquelle on ne peut distinguer aucune superposition de plans distincts. La graisse a en partie disparu dans la couche sous-cutanée.

Le *tendon de l'extenseur* adhère, comme il a été dit, à la peau par sa face superficielle, et il peut être suivi jusqu'à la troisième phalange. Par sa face profonde, ce tendon est séparé du périoste dès la partie moyenne de la deuxième phalange, par une couche de tissu lardacé, qui s'étend jusque dans l'articulation de la première phalange avec la deuxième ; cette couche reparaît au niveau de la deuxième phalange : elle forme là un noyau qui paraît indépendant du tissu que l'on rencontre dans l'articulation de la première avec la deuxième phalange. A ce niveau, le tissu lardacé adhère intimement à la face profonde du tendon de l'extenseur ; il ne se prolonge pas jusqu'au niveau de l'articulation de la deuxième avec la troisième phalange. La surface du tendon de l'extenseur qui correspond à la gaîne et aux parties profondes présente de la vascularisation dans le tissu cellulaire assez dense qui l'unit aux parties voisines.

Le *périoste* adhère par un tissu assez lâche à la face profonde du tendon de l'extenseur, au niveau de la première phalange ; plus bas il se confond avec le tissu fongueux qui forme le fond des ulcérations de la peau déjà décrites.

A partir de l'articulation de la première phalange avec la deuxième, au point où a été signalé le noyau de tissu lardacé, le périoste adhère à ce noyau. L'adhérence du périoste à l'os est assez prononcée au niveau de la première phalange, et la surface osseuse externe présente des aspérités et des godets peu profonds. Cette même surface osseuse, considérée à la deuxième phalange, est plus unie et présente une teinte d'un rose légèrement foncé à la partie inférieure de la phalange.

2° *Du côté de la flexion*. — Les lésions des parties molles sont moins accusées que du côté de l'extension. La *peau* n'est pas épaissie et n'adhère pas aux tissus sous-jacents. Le tendon du fléchisseur glisse sous l'aponévrose et dans sa gaîne ; une partie de cette gaîne est absolument libre. Dans d'autres parties, et spécialement dans les points où la gaîne envoie de petits appendices aux tendons, on voit une sorte d'aigrette rouge formée par de petits pinceaux vasculaires très-nets à l'œil nu.

La partie profonde de la gaîne qui repose sur le périoste, offre aussi une rougeur assez prononcée. Les tendons ont, d'ailleurs, conservé leur couleur blanche, bien que leur coupe transversale paraisse un peu colorée.

3° *Coupe longitudinale du doigt*. — Un coup de scie vertical et antéro-postérieur nous montre les particularités articulaires et osseuses suivantes : L'articulation métacarpo-phalangienne n'est pas saine ; la synoviale présente un peu de rougeur vers le cul-de-sac, et l'on peut apercevoir quelques petites houppes vasculaires périphériques. Le cartilage articulaire paraît sain ainsi que le cartilage épiphysaire. Le noyau d'ossification, très-développé, ne présente rien de remarquable ; on peut donc dire que les lésions articulaires sont très-superficielles.

En revanche, la coupe de la première phalange nous permet de constater des altérations osseuses du plus haut intérêt. Ce qui frappe tout d'abord, c'est l'*agrandissement du canal médullaire*. Le tissu réticulé a disparu et est remplacé par un tissu fongueux dans lequel on voit la moelle qui présente une teinte générale jaune, et des points isolés rouges, comme vasculaires. Ce canal médullaire, augmenté de volume, est limité par un tissu osseux compacte, épais à sa partie moyenne, raréfié, au contraire, et friable à ses extrémités ; de plus, et c'est là le point capital de cet examen, ce tissu compacte présente, à la partie inférieure de sa face latérale *un trou assez volumineux par lequel on voit sortir le tissu fongueux* déjà signalé dans le canal médullaire. Ce tissu, sorti par cet orifice, contourne la tête de la première phalange, et se continue avec un gros bourgeon, situé à la partie latérale du doigt.

Ce trou, qui a 0m,005 de diamètre environ, est limité par le cartilage de la tête de la première phalange, cartilage qui, du reste, paraît sain.

L'articulation de la première avec la deuxième phalange ne présente que des lésions très-peu avancées; on y remarque de petites franges très-tenues à la périphérie de la synoviale. Les cartilages sont sains : les ligaments latéraux présentent un commencement de destruction; cette destruction est due à l'action du tissu fongueux du canal médullaire qui, sorti par l'orifice indiqué, a gagné la surface externe de la synoviale.

De cet examen, il résulte donc que le point de départ a été une *médullite* qui a abouti à la formation d'un tissu fongueux. Ce tissu a *perforé l'os* en un point situé près de la tête de la première phalange, et s'est répandu par ce trou, sous la forme d'un champignon fongueux, autour de la tête de la première phalange. Pendant ce temps, le périoste a continué de sécréter de l'os, et c'est ce qui explique pourquoi la croûte qui environne le canal médullaire est épaissie.

L'étude de la deuxième phalange nous montre les lésions de l'ostéite au début; état aréolaire du tissu osseux avec coloration rouge, couche corticale sous-périostée épaisse. Les cartilages inter-épiphysaires de la deuxième et de la troisième phalange sont sains.

Il résulte de la lecture de cette observation, que l'augmentation énorme du volume de la phalange provient des causes suivantes : 1° Epaississement de la peau et du tissu cellulaire sous-cutané; 2° infiltration des parties molles de la base du doigt par le tissu fougueux parti de la moelle; 3° dilatation de la cavité médullaire consécutive à l'altération de la moelle, qui, ainsi que nous le verrons plus loin, nous paraît constituer la part la plus importante de la pathogénie du spina ventosa.

Revenons sur quelques-uns de ces points qui méritent de plus amples développements.

L'*altération de la peau* qui ne manque jamais de se produire quand la maladie en est arrivée à sa période ultime, a présenté, dans tous les cas que nous avons observés, des caractères que l'on peut considérer comme constants. Leur siége est pour ainsi dire unique : sur les parties latérales de la phalange ou sur sa face dorsale, la face palmaire étant respectée ou tout au moins ne présentant que des lésions beaucoup moins avancées. Si l'on se rappelle la configuration anatomique du doigt, la prédominance de ce fait trouve une explication toute simple dans l'épaisseur bien moindre des parties molles que les fongosités ont à traverser du côté de l'extension ; là, en effet, l'os n'est séparé de la peau que par une gaîne séreuse ne contenant qu'un seul tendon large et aplati, moins profonde par conséquent que celle de la face palmaire qui en renferme deux plus puissants et plus arrondis. En outre, la peau, du côté de l'extension, n'est doublée que par une couche de tissu cellulo-adipeux beaucoup plus mince que du côté de la flexion où l'on trouve un véritable pannicule graisseux.

Si le spina-ventosa siége sur un métacarpien ou sur un métatarsien, le même fait et la même explication peuvent s'y rapporter sans qu'il soit besoin d'y insister davantage.

La perte de substance de la peau se présente toujours avec des caractères identiques que l'on peut résumer en deux mots en disant que c'est une ulcération scrofuleuse. Les bords sont violacés, aminci, irréguliers, déchiquetés, décollés; souvent, l'ulcération est incomplète : elle est traversée par un pont de peau restée saine qui la divise en deux parties. Ne retrouve-t-on pas là le caractère pathognomonique, des « scrofulides ulcérées » primitives ou consécutives à une adénite suppurée, à un abcès froid sous-cutané, ouvert spontanément par exemple? Le fond de l'ulcération est formé par la masse fongueuse dont la présence a déterminé sa formation; c'est dire qu'il est grisâtre ou quelquefois un peu rosé, friable, et très-vasculaire.

*La lésion des tendons et de leur gaîne* est tardive : dans notre observation on voit qu'ils ont déjà subi l'un et l'autre un certain degré d'altération ; mais, il nous paraît que, dans la majorité des cas, ils peuvent résister longtemps à l'envahissement de l'affection ; nous n'en voulons pour preuve que l'intégrité à peu près complète des mouvements volontaires si souvent notée dans nos observations.

Nous en dirons autant des *articulations* correspondant à l'os affecté : la malade que nous décrivons étant avant tout diaphsaire, y il est facile de comprendre que les cartilages diarthrodiaux et épiphysaires ne soient atteints par propagation de la lésion, que lorsqu'elle a acquis un développement considérable ou qu'elle dure depuis fort longtemps.

Gerdy (1) a émis sous forme de loi cette idée, que, toutes les fois qu'une des parties constituantes d'un os était enflammée, les deux autres ne tardaient pas à de-

(1) Gerdy, loc. cit.

venir le siége d'une inflammation à leur tour. Nous allons voir que pour l'affection que nous étudions cette loi peut être appliquée dans toute son acception.

Le *périoste*, en effet, devient plus épais, plus vasculaire, comme fongueux ; il se laisse facilement détacher de l'os, et s'en trouve séparé par une masse analogue à celle que l'on trouve dans le canal médullaire. D'autres fois il devient le siége d'une prolifération de tissu osseux très-abondante, d'où résulte la production d'une véritable coque de nouvelle formation qui entoure complètement l'os malade ; le plus souvent ce dernier est mortifié dans toute son étendue ; on voit donc qu'il se passe là des phénomènes analogues à ceux que l'on observe dans la nécrose ordinaire, avec périostite consécutive, et formation d'un os nouveau; aussi ne croyons-nous pas nécessaire d'insister sur ce point bien connu.

Mais, à propos des altérations du périoste dans le spina ventosa, nous soulevons une question intéressante qu'il nous est impossible de résoudre dans l'état actuel de nos connaissances. On sait qu'à la face profonde du périoste, se trouve une mince couche de tissu mou, blanc-jaunâtre, appelé par Ollier blastème sous-periostal, et par Kolliker tissu d'ossification. Très-mince chez l'adulte, cette couche se présente dans tout son développement pendant la période d'accroissement des os ; c'est elle qui jouerait le principale rôle dans la régénération osseuse par transplantation du périoste. (Ollier) (1).

Ranvier admet l'existence de la moelle sous périostée mais l'envisage d'une autre façon qu'Ollier : voici

(1) Ollier. Traité de la régénération des os, 1867, t. I, p. 88.

ce qu'il dit à ce sujet dans son excellente thèse (1)...

... « Voyons ce que le microscope nous montre dans cette couche improprement appelée blastème sous-périostique : tant que l'os se développe, il nous montre des cellules rondes, contenant un noyau volumineux comme celles de la moelle jaune. Quand l'os a achevé son évolution des éléments provenant des cellules précédentes, myéloplaxes, cellules fibro-plastiques et souvent cellules adipeuses. On voit donc que ce qui a été appelé blastème sous périostique est simplement une couche continue formée par les éléments de la moelle : la manière dont cette couche se prolonge dans les espaces médullaires qui représentent chez le fœtus les canaux de Havers, et se produit jusque dans le canal central, vient encore à l'appui de cette opinion..... Le tissu médullaire forme donc pour le même os un tout continu ; en un mot, le tissu osseux est, pour ainsi dire, baigné dans la moelle. »

M. Ranvier admet donc une communication entre cette moelle sous-périostée, et celle qui est renfermée dans la cavité médullaire au moyen de prolongements partis de cette dernière suivant le trajet des vaisseaux sanguins dans les canalicules de Havers. Ce dernier point est aujourd'hui contesté, et MM. Robin et Sappey affirment que les canaux osseux artériels et veineux ne contiennent pas de moelle : « Je me suis assuré, dit M. Robin (2), après M. Sappey, que les canaux de Havers ou vasculaires des os ne méritent pas le nom de canaux

(1) Ranvier. Considérations sur le développement du tissu osseux. Thèse de Paris, 1865, p. 31.

(2) Ch. Robin. Art. Moelle des os. Dict. encyclopédique, loc. cit.

médullaires qu'on a parfois proposé de leur donner. »

Quel rôle joue dans la production du spina ventosa cette moelle sous-périostée? Est-elle dans certains cas et primitivement le siége de l'inflammation chronique que nous décrirons plus loin dans la moelle centrale? C'est ce que nous ne pouvons dire, puisque nous n'avons pas eu l'occasion de pratiquer l'autopsie des doigts atteints de spina ventosa au début.

En tout cas, lorsque l'affection en est arrivée au degré dont nous nous occupons, l'altération du périoste est-elle due, comme semblerait le faire croire l'opinion de M. Ranvier, à la propagation de l'inflammation du centre à la périphérie par l'intermédiaire de la moelle intra-canaliculaire, ou bien est-elle consécutive à la perforation du tissu osseux par les fongosités venues de la moelle centrale?

En face d'une question restée encore litigieuse pour des auteurs aussi compétents que ceux que nous citons, il nous est naturellement impossible de nous prononcer. Bornons-nous donc à signaler les altérations du périoste que nous avons décrites, sans en chercher la pathogénie. Tant que la question anatomique que nous avons rappelée ne sera pas élucidée, il nous paraît difficile d'expliquer les faits non douteux que nous avons observés, autrement que par des hypothèses.

Le périoste est altéré, voilà ce qui est indiscutable; de là les modifications dans le tissu osseux qui peuvent varier depuis la dénudation sur une petite étendue jusqu'à la nécrose d'une diaphyse tout entière, avec production d'un os nouveau.

Passons maintenant aux lésions du *tissu osseux* lui-même : ce qui frappe le plus quand on examine un os atteint de spina ventosa, ce sont les deux particularités suivantes :

1° L'élargissement de la cavité médullaire et l'amincissement de ses parois ; 2° l'existence, en un ou plusieurs points de la diaphyse, de pertes de substance du tissu compacte par lesquelles fait issue la moelle devenue fongueuse.

La distension du canal central est notée dans toutes nos observations : nous avons pu constater sur les os desséchés qui proviennent de l'autopsie relatée dans l'observation XI, le boursouflement de l'extrémité supérieure du cubitus et de la diaphyse d'un métacarpien ; sur le premier de ces os, la partie supérieure de la cavité médullaire est transformée en une vaste ampoule circonscrite par une lamelle osseuse si mince que la lumière passe au travers avec la plus grande facilité ; en disant que dans ce cas l'épaisseur de la lamelle de tissu osseux ne dépasse pas celle d'une feuille de papier de soie nous ne croyons pas être au-dessous de la vérité.

Voyons ce que disent les auteurs à ce sujet :

Boyer ne croit pas que la distension du canal médullaire provienne d'une affection de la moelle (1). — « On « voit, dit-il, que cette idée mécanique ne s'accorde pas « avec l'observation : ou l'affection de la moelle amène- « rait la carie ou la nécrose, ou bien, la moelle engor- « gée et tuméfiée agirait simplement par compression, « et userait les parois du canal médullaire pour se « montrer à l'extérieur et sous les téguments. Dans ce

(1) Boyer. Loc. cit.

« cas, il n'y aurait point d'altération organique, dans « le tissu des os, point de distension, de raréfaction de « leur tissu, seulement une abrasion, une perte de sub- « stance plus ou moins étendue, — or on n'observe rien « de tout cela. »

Plus loin il admet l'hypothèse suivante sur la pathogénie de la dilatation :

« On ne peut admettre aucune idée mécanique dans « l'image que l'on chercherait à se former du procédé « par lequel ces tumeurs se développent ; — l'état « dans lequel se trouvent le tissu osseux et l'organe « médullaire suppose *un ramollissement du premier*, et une « affection simultanée de l'un et de l'autre. »

La première des assertions émises par Boyer : que « l'affection médullaire entraînerait la carie ou la nécrose, » repose sur l'idée que l'on se faisait alors du rôle physiologique de la moelle : c'était l'agent principal de la nutrition des os, ainsi que l'avait dit Duverney en 1700.

Aujourd'hui, on ne pourrait plus être aussi affirmatif : tout en reconnaissant que le développement et la nutrition de l'os et de la moelle sont solidaires l'un de l'autre, les fonctions et les usages de ce dernier organe sont encore mal déterminés : les uns, en effet, en font un agent de la nutrition de l'os; les autres, au contraire, un agent de désassimilation ; d'autres, enfin, font de la moelle un véritable organe hémétopoiétique analogue à la rate (Bizozzero et Neumann). Cette dernière opinion, soit dit en passant, est fortement discutée.

On accorde cependant généralement que la moelle sert surtout à remplir la cavité centrale des os, cette cavité ayant pour but d'augmenter la surface de l'os, sans que le poids s'en ressente (1).

Quant à la seconde assertion, il faut croire que Boyer n'avait pas eu l'occasion d'observer de faits aussi concluants que ceux que nous rapportons : c'était bien une « abrasion, » une véritable « perte de substance » que nous avons constatée dans nos autopsies de doigts atteints de spina ventosa.

Varranguien de Villepin (2) explique de la façon suivante l'augmentation de la cavité médullaire :

« La moelle hypertrophiée sécrète une matière ca-« séeuse sanguinolente analogue à de la matière tuber-« culeuse ; les parois osseuses de chaque cellule, com-« primées, abreuvées par cette matière, sont dépouillées « plus ou moins de leur phosphate calcaire ; ramollies, « elles cèdent à l'action expansive de la matière sé-« crétée ; il en résulte une ostéocèle creuse à cavité « unique ou multiple. »

Cette hypothèse de la résorption du tissu osseux sous l'influence de la dissolution d'un de ses éléments importants par un produit pathologique, tombe devant l'opinion si nettement formulée par Ranvier (3) : « Lors-« qu'un os en entier, une phalange par exemple. est « résorbé entièrement, il ne reste plus trace de l'os « ancien ni du cartilage, si ce n'est une lamelle mince, « opaque, friable, constituée par la couche calcifiée du « cartilage diarthrodial ; cette lame examinée dans la « glycérine à un grossissement de 150 diamètres, montre

(1) Voir art. Physiologie de la moelle osseuse de M. Robin, in Dict. encyclopédique, loc. cit., p. 29.

(2) V. de Villepin. Loc. cit.

(3) Cornil et Ranvier. Manuel d'histologie, t. II, p. 350.

« dans une substance grenue de gros corpuscules arron-
« dis, granuleux et très-foncés, qui représentent les « cellules du cartilage infiltrées de sels calcaires. — *Ce* « *fait suffirait à lui seul pour démontrer que la disso-* « *lution du tissu osseux n'est pas due simplement à une* « *action chimique sur les sels de chaux.* »

En présence des opinions que nous venons de rapporter, nous croyons pouvoir émettre l'hypothèse suivante sur la manière dont il faut comprendre la dilatation du canal médullaire, dans le spina ventosa. — Il faut évidemment faire jouer un certain rôle à la pression exercée de dedans en dehors par la moelle osseuse augmentée de volume. — Nous avons sous les yeux un cubitus atteint de spina ventosa, desséché et fendu suivant sa longueur. Le canal central, normal dans ses deux tiers inférieurs, se renfle tout d'un coup au niveau de son tiers supérieur pour former une cavité arrondie. — Cet os rappelle par sa forme un tube de verre chauffé à blanc sur un seul de ses points et dans lequel on aurait soufflé pour le transformer en une ampoule arrondie : l'amincissement extrême du tissu osseux à ce niveau, la présence de cette sorte de cavité qui ne semble n'avoir eu d'autre but que celui de renfermer un contenu augmenté de volume, nous engagent donc à ne pas refuser à la moelle osseuse malade un rôle expansif d'où résulterait la dilatation de son canal.

Du reste MM. Verneuil et Marchand paraissent admettre l'action de la pression de la moelle sur les parois de sa cavité quand ils disent (1) : « La moelle s'ac-

(1) Loc. cit. Art. Médullite chronique, p. 44.

« croissant périphériquement avec énergie et *exerçant* « *une pression* qui perfore la substance compacte, arrive « à faire parfois issue hors des cavités qui devraient la « renfermer sous forme d'excroissances de volumes « divers. »

A côté de cette action purement mécanique, on doit placer, en lui faisant une part tout aussi grande, un travail organique bien différent résultant de l'inflammation de l'os produite par le voisinage de la moelle malade ; — nous voulons parler de cette altération du tissu osseux décrite par Ranvier sous le nom d'*ostéite raréfiante.* — C'est alors que les éléments osseux après être revenus à l'état embryonnaire subissent un travail de résorption, encore entouré d'obscurité, avoue cet auteur, et que l'os peut disparaître complètement et sans nécrose.

C'est de la même manière que nous comprenons la perforation du tissu compacte de la diaphyse en certains points, ayant pour résultat de donner issue au bourgeon fongueux qui tend à se montrer à l'extérieur. Que les canaux de Havers élargis par le fait de l'ostéite raréfiante, soient le point de départ du travail ulcératif, ainsi que semble le dire M. Cornil dans la discussion qui suivit la communication de M. Parrot à la Société anatomique (1), c'est possible ; mais, en tout cas, nous serions assez disposé à admettre qu'il se passe là ce qu'on observe dans des cas analogues, où l'on voit un os soumis en un point limité à une pression continue et à une cause d'irritation, présenter une perte de substance très-nettement circonscrite, résultant d'une ostéïte raréfiante localisée.

(1) Bulletin de 1873, loc. cit.

C'est ainsi que M. Ranvier explique l'ulcération des os dans les cas d'anévrysmes tendant à faire issue à l'extérieur, rejetant complètement l'hypothèse de l'usure mécanique, admise avant lui.

Le même auteur ne serait du reste pas contraire à l'interprétation des faits tels que nous venons de la donner, quand il dit dans un autre de ses ouvrages (1): « Si l'ostéite est profonde, et *surtout si le processus irri-* « *tatif à la moelle centrale pour siége primitif*, on voit se « faire à la longue et à travers la diaphyse, des perfo- « rations assez régulières, dans certains cas *comme* « *taillées à l'emporte-pièce*; nous n'avons pu suivre le « processus histologique qui creuse ces trajets depuis « l'abcès profond jusqu'à la surface de l'os; il est pro- « bable qu'il dépend d'une raréfaction inflammatoire. »

Lorsque le périoste est profondément altéré, qu'il se détache de la face externe de l'os ou qu'il en est séparé par une masse plus ou moins abondante de tissu fongueux, la diaphyse ne tarde pas à se nécroser et alors deux choses peuvent se passer : ou bien, le séquestre formé par tout ou partie de l'os malade tend à s'éliminer spontanément, et c'est là un des modes de terminaison favorable du spina ventosa, ou bien, le périoste enflammé forme tout autour du séquestre une enveloppe osseuse nouvelle, présentant une ou plusieurs ouvertures par lesquelles on arrive jusqu'à l'os mortifié.

Ces faits sont trop connus pour qu'il soit besoin d'y insister davantage : nous considérons donc la nécrose comme une des terminaisons possibles du spina ventosa;

(1) Ranvier. Description et définition de l'ostéite, de la carie et des tubercules des os ; in Archives de phys., 1868, p. 761.

elle est signalée par quelques auteurs qui vont même jusqu'à confondre les deux affections que nous regardons, pour notre part, comme de nature absolument différente.

On en a dit autant de la carie, mais nous ne saurions admettre cette manière de voir : dans aucune de nos autopsies l'os ne présentait cette altération qui consiste, ainsi que l'a si bien démontré Ranvier, dans la dégénérescence graisseuse des corpuscules osseux; ceux-ci forment alors autant de petits corps étrangers autour desquels se détermine une inflammation suppurative (1). Non-seulement, les os que nous avons observés ne présentent à l'œil nu aucun des caractères de la carie, mais encore l'examen microscopique des os les plus malades a toujours montré l'intégrité absolue des ostéoplastes. M. Parrot, dans son observation, fait du reste la même remarque.

Les auteurs qui considèrent l'*altération de la moelle osseuse* comme la lésion primitive du spina ventosa sont assez rares. Béclard émet cette opinion d'une manière très-nette :

« Parmi les affections propres à la membrane médullaire, dit-il (2), le spina ventosa est une des plus remarquables : il y a, suivant mes observations et celles de plusieurs autres, au moins deux et même trois espèces distinctes de cette maladie. Le développement considérable de l'os tient à l'accroissement extraordinaire de la membrane médullaire altérée; mais tantôt l'altération de la moelle consiste en une dégénérescence carcinomateuse ou un véritable cancer mou, tantôt la tu-

(1) Ranvier. Description de l'ostéite, de la carie, etc., loc. cit.

(2) Béclard. Eléments d'anatomie générale, 1827, p. 167.

meur est fibreuse et cartilagineuse; dans quelques cas enfin, *et surtout chez les enfants, l'os renflé dans son milieu contient une substance rouge très-vasculaire dont la nature n'est pas bien déterminée ; cette variété s'observe surtout sur les os du métacarpe, du métatarse et des doigts.*

Quelques années avant Béclard, Boyer regrette que les auteurs qui l'on précédé ne donnent que la description des os affectés de spina ventosa (1). « On est privé, dit-il, des lumières importantes qui seraient résultées de l'examen attentif de la tumeur et de l'espèce d'altération que la moelle a éprouvée. » Lorsque, dans son chapitre d'ana:omie pathologique, il en arrive à la description des organes médullaires, il s'exprime ainsi : « A en juger par un petit nombre d'observations il paraît que l'intérieur de la tumeur est formé par la membrane médullaire altérée et transformée tantôt en une substance rougeâtre semblable aux tumeurs ou au développement fongueux, tantôt en une substance grisâtre lardacée, exhalant une odeur rance et ressemblant à du vieux fromage ou à du plâtre ramolli ou à la matière contenue dans les tubercules scrofuleux. »

Varranguien de Villepin (2) admet aussi la lésion médullaire, mais il l'interprète autrement. Il est impossible, dit-il, « de méconnaître dans le tableau que fait Boyer ces abcès du tissu spongieux des os, dont la marche a un caractère si spécial chez les enfants scrofuleux. »

Rognetta (3), à la fin de son mémoire déjà cité, décrit le spina-ventosa qu'il considère comme une myélite

(1) Boyer. Traité des mal. chir., loc. cit., 1814.

(2) V. de Villepin. Thèse, loc. cit.

(3) Rognetta. Mémoire, etc., loc. cit.

circonscrite : « La suppuration spontanee diffuse de la moelle ne se rencontre que dans les petits os cylindriques, particulièrement dans ceux du métatarse, du métacarpe et des phalanges. Elle se rencontre le plus souvent chez les enfants, j'en ai recueilli plusieurs exemples dans les hopitaux de Paris. »

Enfin Volkmann (1) considère le spina ventosa comme « produit par une végétation inflammatoire de la moelle avec inflammation secondaire du tissu compacte de l'os, qui souvent est remplacé par des couches périostiques d'une ossification fort incomplète. »

C'est à cette dernière opinion que nous croyons pouvoir nous rattacher; en effet, nous avons toujours constaté dans la moelle osseuse des altérations plus ou moins avancées ; dans notre observation I, il est dit qu'elle était jaune rougeâtre, molle et très-vasculaire en quelques points; que le tissu morbide se continuait manifestement avec le gros bourgeon qui faissait issue par la perte de substance de la diaphyse; dans notre seconde observation avec autopsie complète (obs. II) et dans celle de M. le professeur Parrot, les mêmes faits sont signalés; seulement, dans cette dernière, les lésions étaient plus avancés que dans nos deux cas, puisque la moelle avait subi dans son centre une dégénérescence graisseuse complète.

L'ensemble des altérations médullaires que nous avons constatées, et pour le détail desquelles nous renvoyons à nos observations, correspond en tous points à la description que MM. Verneuil et Marchant font de la médullite chronique (2). Dans la première période de cette

(1) Volkmann. Loc. cit.
(2) Dict. encycl., loc. cit., p. 44.

maladie, « la moelle prend l'aspect et le mode de constitution de la moelle fœtale; il se forme là un tissu analogue à celui que les Allemands appellent tissu de granulations, pourvu d'un riche réseau capillaire; les cellules anciennes perdent peu à peu leur graisse et de nombreux éléments jeunes prennent naissance. »

Dans une seconde période, « on aurait affaire à ces suppurations intra-osseuses dont le point de départ est évidemment le tissu médullaire et que l'on a décrites sous le nom d'abcès chroniques des os. Elles ont pour point de départ une ostéo-myélite circonscrite à marche lente dont elles peuvent être considérées comme la terminaison. »

L'examen microscopique des fongosités médullaires a été fait par notre excellent ami, M. Déjerine; à l'état frais, sur les fragments de phalanges retirés par la résection ou l'évidement de l'os, dans les observations III et IV; après durcisssement dans l'alcool, sur la moelle de la pièce décrite dans l'observation I. Ces fongosités étaient composées de tissu embryonnaire analogue à celui des bourgeons charnus. On y trouvait de petits éléments, les uns analogues aux globules blancs, les autres fusiformes et munis d'un noyau; on a constaté en outre la présence d'un grand nombre de capillaires à parois très-minces.

Il est facile de reconnaître dans la description de cette lésion, la moelle revenue à l'état de tissu fœtal ou de granulation, à laquelle nous faisons allusion plus haut.

Quant à l'altération de la moelle dans la seconde période, caractérisée par la dégénérescence graisseuse de ses éléments, nous ne saurions mieux faire que de renvoyer à l'observation de M. Parrot; l'examen histologique qu'on y trouve donne dans tous ses détails la description de la lésion arrivée à son dernier degré. Pour notre part, nous n'avons pas eu l'occasion de l'observer.

Malgré le petit nombre des exemples que nous rapportons, il nous semble permis d'avancer que, dans l'affection que nous avons décrite, la lésion de la moelle peut être regardée comme une inflammation à marche très-lente, une médullite chronique.

Nous avons tâché de montrer que dans le spina ventosa il n'y avait pas une ostéite ou une périostite simple, comme on l'a prétendu, ou bien encore de la carie ou du tubercule des os, dont nous n'avons jamais constaté aucun des caractères anatomique. Quant à la nécrose, nous avons vu qu'il fallait la considérer comme une terminaison de la lésion qui nous paraît devoir être considérée comme celle du début.

Nous comprenons les lésions osseuses dans le spina ventosa de la façon suivante : 1° myélite, à marche très-lente, caractérisée par un état fongueux de la moelle, cette lésion peut être circonscrite ou généralisée; 2° ostéite raréfiante secondaire, ayant pour résultat de concourir à l'agrandissement de la cavité médullaire et à la formation des pertes de substance trouvées sur la diaphyse; 3°. périostite consécutive aux deux lésions précédentes, et dont la conséquence peut être la nécrose de l'os affecté.

Nous considérons donc la spina ventosa comme une maladie chronique de l'os de nature inflammatoire; telle n'est pas la manière de voir de plusieurs auteurs dont il nous reste maintenant à discuter les opinions :

ils font du spina ventosa une lésion spéciale du tissu osseux, du tubercule, une variété de tumeur à myéloplaxes ou enfin de l'enchondrome.

Nous trouvons la première de ces opinions formulée dans la thèse de Nélaton (1) ; les tubercules des os, dit cet auteur, peuvent se présenter sous deux formes différentes : ou bien ils sont disséminés et isolés dans la substance même du tissu osseux et ils passent comme dans le poumon, par les deux phases successives de la crudité ou du ramollissement, ou bien on observe une véritable infiltration d'abord demitransparente, puis puriforme, ou opaque dans laquelle le tissu osseux tend à se nécroser et à s'éliminer.

A la fin de la description anatomique de la première de ces deux formes, Nélaton déclare que « les phalanges des doigts et des orteils, que les os du métacarpe et du métatarse présentent souvent des tubercules enkystés. *Cela constitue le spina ventosa des enfants* maladie qui n'a pas la moindre analogie avec le spina ventosa des adultes, guérit presque toujours spontanément et n'exige jamais l'amputation.

A sa suite, Bérard et Vidal de Cassis se font les défenseurs de cette manière de voir.

Il est facile de voir dans la description histologique des lésions trouvées dans les phalanges atteintes de spina ventosa qu'il n'y a rien qui rappelle la tuberculose du tissu osseux. Un seul trait est commun aux deux affections, c'est l'augmentation du volume de l'os ; dans le spina ventosa, nous avons vu qu'elle était due en grande partie à la distension du canal médullaire ; dans l'affection tuberculeuse des os, le mécanisme en est

(1) A. Nélaton. Recherches sur l'affection tuberculeuse des os. Thèse de Paris, 1836.

tout différent ; car, ainsi que le dit Nélaton, lorsqu'un tubercule se développe dans un os, il détermine une inflammation du périoste, d'où production d'un tissu osseux de nouvelle formation, et augmentation de la périphérie de l'os dont la circonférence semble s'éloigner à mesure que le tubercule se développe.

En outre, soit dans les autopsies que nous avons faites, soit dans les cas où nous avons pu constater l'état de l'os malade en arrivant jusqu'à lui dans un but thérapeutique, jamais nous n'avons trouvé la lésion du tissu compacte de la diaphyse caractérisée par « des cavités remplies d'une masse caséeuse ou par une infiltration de tubercules ramollis. »

Enfin, dans toutes nos observations, nous avons noté l'intégrité pour ainsi dire absolue des surfaces articulaires ; or, il est admis que l'une des causes de l'arthrite suppurée est la tuberculose des épiphyses, son siége le plus habituel. Nélaton insiste sur ce fait, et l'explique de la façon suivante : « Le dépôt de la matière osseuse de nouvelle formation à la périphérie de l'os est une des raisons pour lesquelles les tubercules développés près de l'extrémité des os s'ouvrent plus facilement dans la cavité articulaire qu'à la surface de l'os. Le tubercule, après avoir traversé tout le tissu osseux primitif, doit encore traverser toutes les couches osseuses de nouvelle formation, tandis que du côté de l'articulation aucun obstacle analogue ne se rencontre ; d'où arthrite subitement développée et des plus intenses.... »

Pour mieux faire comprendre sa pensée, il compare ce qui se passe dans ce cas à la pénétration des tubercules du poumon dans la plèvre.

Nous avons signalé la rareté des altérations articulaires, et nous avons insisté sur la nature franchement diaphysaire du spina ventosa. Ce dernier caractère de l'affection tuberculeuse suffirait donc à lui seul pour démontrer qu'elle ne joue aucun rôle dans la maladie que nous avons en vue; sans compter que la tuberculose osseuse a un siége de prédilection très-marqué pour les os courts et le tissu spongieux; sa présence dans le tissu compacte des os longs est l'exception, comparée à sa fréquence dans le corps des vertèbres ou dans les épiphyses, par exemple.

La description d'éléments jusqu'alors inconnus dans la moelle des os, les myéloplaxes et les médullocèles, conduisit M. Robin (1) à la découverte d'une espèce de tumeurs exclusivement formées par l'hypergénèse de ces éléments. Il leur donna le nom de tumeurs à myéloplaxes, et, depuis lors, M. Eugène Nélaton en France (2), Paget et Gray en Angleterre, ont puissamment contribué, par leurs travaux, à la connaissance de la maladie nouvelle. Nous ne trouvons rien qui puisse se rapporter au spina ventosa dans les auteurs anglais (Myeloïd Tumours, Paget); mais Nélaton, à propos du passage de Béclard, cité page 47, est conduit à penser que cette particularité de siége aux phalanges a dû se présenter plusieurs fois à l'observation : « Il serait intéressant de rechercher, dit-il, si la plus ou moins grande fréquence, suivant telle ou telle région, ne coïnciderait pas, jusqu'à un certain point, avec la plus ou moins grande fréquence des myéloplaxes à l'état normal dans ces mêmes régions; une foule de

(1) Robin. Comptes-rendus de la Société de biologie, 1849.
(2) Eugène Nélaton. Thèse, loc. cit

tumeurs, entre autres le spina ventosa, ne sont autre chose que des tumeurs à myéloplaxes. »

Que cette assertion soit vraie pour nombre de néoplasmes de l'extrémité des os longs ou de la mâchoire, autrefois englobés sous la dénomination pour ainsi dire banale de spina ventosa, nous le voulons bien; mais nous ne pouvons l'admettre pour le spina ventosa des doigts chez les enfants, auquel Béclard a manifestement voulu faire allusion dans le passage invoqué.

Sans doute la tumeur à myéloplaxes, par sa marche lente, par sa coloration rosée dans certains cas, par sa tendance à perforer le tissu osseux et à aller confondre son tissu avec celui de la moelle (1), peut être rapprochée avec quelque vraisemblance de l'affection que nous avons décrite. Mais en considérant son siége le plus habituel au niveau de la région maxillaire, sa rareté extrême au niveau de la diaphyse des os longs (Nélaton), et surtout sa structure histologique, on voit bien vite qu'il faut renoncer à établir l'identité entre les deux maladies. Les tumeurs à myéloplaxes, en effet, sont exclusivement composées des éléments qui leur ont donné leur nom; « ils ont identiquement la même forme et les mêmes propriétés que dans la moelle normale; leur quantité est toujours considérable, elle a pu être évaluée à la moitié, aux deux tiers, aux neuf dixièmes de la masse totale. Souvent leur nombre est tellement grand qu'on les voit former, dans certaines préparations, une sorte de mosaïque pavimenteuse. » (E. Nélaton.)

Nous repoussons également l'opinion émise par

(1) Quand elle appartient à la variété de tumeur à myéloplaxes périosseuse.

M. Polaillon dans son article *Main* du Dictionnaire encyclopédique (1). Il dit que le spina ventosa des enfants doit être considéré comme un enchondrôme parti du canal médullaire; rien dans les faits que nous avons observés ne rappelle l'aspect ni la structure de la tumeur en question; nous reviendrons, du reste, sur cette opinion à propos du diagnostic, et nous verrons qu'au point de vue clinique aussi bien qu'au point de vue anatomo-pathologique une distinction absolue doit être établie entre les deux maladies.

En terminant ce chapitre, nous poserons une question qui nous paraît bien délicate; tant que nous n'avons eu qu'à constater des faits cliniques ou des altérations anatomiques, et à les interpréter de la façon qui nous semblait la plus rationnelle, notre tâche a été relativement facile. Mais si nous voulons rechercher la cause véritable de ces faits, nous sommes obligé d'avouer notre ignorance, et toutes les théories que l'on pourrait émettre à ce sujet ne reposeraient que sur des hypothèses. Il en est de ce point, que nous ne pouvons éclaircir, comme de tant d'autres en médecine où l'on se trouve arrêté dès que l'on se demande le *pourquoi* des choses.

En voyant une maladie ayant pour siége le tissu osseux se montrer avec une prédominance tellement frappante sur certains os, à l'exclusion de certains autres, la question que nous nous sommes posée devait fatalement venir à l'esprit : pourquoi les os de la main et du pied sont-ils si souvent atteints de spina ventosa, tandis que ceux des membres, par exemple, qui ont

(1) Dict. encycl. T. IV, 1er Partie, 2e série, p. 139.

une structure en tout semblable, et paraissent être dans les mêmes conditions, sont respectés ?

Nos faits sont trop nombreux pour que l'on puisse nous objecter qu'une coïncidence fâcheuse dans les cas observés par nous a pu nous induire en erreur.

Y a-t-il donc dans la structure ou dans le développement de ces os un caractère qui leur soit spécial et ne se rencontre que dans l'enfance ? C'est évidemment de ce côté là que les recherches doivent être dirigées. A en croire Rognetta (1) l'explication de ce fait serait bien simple : « Si l'on considère, dit-il, dans son ensemble le système canaliculaire d'un squelette frais, on est frappé de ce fait important que la masse proportionnelle de la mœlle augmente à mesure qu'on passe des grands aux petits os. C'est surtout dans les os cylindriques de la main et du pied que cette loi devient extrêmement patente ; en comparant ces os au fémur ou à l'humérus, par exemple, on peut se convaincre que la quantité relative de moelle est au moins triple dans les premiers; *ne voit-on pas maintenant pourquoi les maladies de la moelle sont en général plus fréquentes dans les petits os que dans les grands ?* »

Cette conclusion nous semblerait parfaite si cette prédominence de la moelle dans les petits os nous était démontrée ; Rognetta est le seul qui l'admette, et il ne nous dit pas par quels procédés il est arrivé à poser cette loi qui nous paraît, — pratiquement, — difficile à établir ; nous avons, en effet, essayé de la vérifier. Dans une première expérience, nous avons fait macérer dans l'éther un métacarpien et un fémur ayant appartenu à un enfant de 3 ans ; les os, dépouillés de leur périoste, avaient été préalablement pesés et sciés suivant leur longueur. Au bout de vingt-quatre heures, nous avons pesé de nouveau ces mêmes os, après en avoir enlevé tout ce que nous avons pu de tissu médullaire. Un calcul bien simple de règle de trois, basé sur la connaissance du poids des os avant et après macération, aurait dû nous donner un nombre de grammes de moelle supérieur proportionnellement pour le métacarpien : or, il était un peu inférieur. Nous avons pensé alors que nos chiffres étaient inexacts parce qu'il était resté de la moelle dans le tissu spongieux des épiphyses. Une seconde expérience a été faite sur un métacarpien et un humérus pris sur un enfant de 7 ans. Après décoction pendant une heure dans une solution fortement bicarbonatée, les os étaient, en apparence, complètement réduits à leur trame. Le même calcul nous conduisit à des résultats encore plus discordants avec la loi de Rognetta : le poids de la moelle du métacarpien était toujours plus faible, en proportion, que celui de la moelle de l'humérus...

Nous sentons parfaitement combien ces expériences sont peu démonstratives, et nous nous sommes fait toutes les objections qu'on pourra leur adresser. Aussi n'avons-nous pas la prétention, en les rapportant, de vouloir renverser une théorie puisque nous ne sommes pas en mesure de la remplacer par une autre. Notre but a été de montrer combien il nous a paru difficile de formuler une loi aussi absolue que celle de Rognetta, et nous nous demandons encore par quels moyens il a été possible d'y arriver. Que cette loi nous soit démontrée, et nous serons le premier à l'appliquer aux faits que nous avons en vue, ou tout au moins à discuter les conclusions que l'auteur a cru pouvoir en tirer. Mais, jusqu'à plus ample informé, il nous paraît sage de n'accepter le fait sur lequel repose une loi si commode qu'avec la plus grande réserve.

Nous nous sommes également livré à une série de recherches ayant pour but de savoir si les os longs du pied et de la main présentaient, chez les enfants, une particularité capable d'être invoquée comme cause prédisposante au spina ventosa. Nous avons pratiqué à cet effet des coupes longitudinales sur des métacarpiens, des métatarsiens, des phalanges de doigts et d'orteils provenant d'enfants de 1 à 15 ans.

L'ossification de ces os dont nous avons pu suivre les progrès d'année en année, est trop connue pour qu'il soit utile d'y insister ici. — Les seuls faits qui nous aient frappé, et qui peuvent trouver leur application dans le point spécial qui nous occupe, sont les suivants :

1° Jusqu'à l'âge de 15 ans, les cartilages épiphysaires soit sur les métacarpiens, soit sur les métatarsiens, soit ur les phalanges, sont encore d'une épaisseur relativement considérable. — On comprend donc qu'ils opposent une barrière bien rarement franchie à une maladie qui siége dans le centre de la diaphyse de l'os.

2° Ce n'est qu'à partir de deux et trois ans que le canal médullaire commence à se former ; avant cette époque, le centre de la diaphyse est occupé par un tissu aréolaire à mailles plus ou moins larges et remplies de moelle ; on peut presque dire que c'est un tissu spongieux. — L'apparition du canal central se fait d'abord au milieu de ce tissu ; il n'existe tout d'abord que sur un très-petit point qui grandit peu à peu, et n'arrive au voisinage des épiphyses, que vers l'âge de 3 ou 4 ans.

3° A ce moment là aussi, la moelle osseuse, jusque-là rouge, très-vasculaire, présentant encore les caractères de la moelle fœtale, change de consistance et de coloration : elle devient plus pâle, plus jaune, plus diffluente, — en un mot, elle tend à se rapprocher de la moelle osseuse chez l'adulte.

4° En comparant les os longs de la main, à ceux des membres, le tibia, le fémur, l'humérus par exemple, on voit que pour un même âge, le développement est plus avancé dans les derniers que dans les premiers.

Si l'on consulte le tableau statistique que nous donnons dans notre étiologie, on voit que c'est entre 1 et 4 ans, que l'on rencontre le plus de spina ventosa ; jusqu'à quel point le retard relatif dans le développement des os longs de la main et du pied concourt-il à la production de la maladie ? Le travail de résorption qui se produirait alors dans le tissu osseux et dans le tissu médullaire, les changements qui s'observent dans la vascularisation de la moelle pendant cet âge de la vie, contribuent-ils à la fréquence du spina-ventosa ?

Telle est l'hypothèse que nous formulons sans avoir, pour la défendre, d'autres faits que ceux que nous venons d'exposer.

## SYMPTÔMES, MARCHE.

L'affection que nous allons décrire mérite entre toutes la qualification de chronique ; c'est à peine si, parmi nos observations, nous trouvons un ou deux cas où des phénomènes rappelant ceux de l'acuité ont été notés : en tout cas ils ne constituent qu'une exception des plus rares et n'infirment en rien la proposition que nous avons émise : ne voit-on pas, par exemple dans la maladie chronique par excellence, si souvent observée chez les enfants, la tumeur blanche des articulations, la succession des symptômes être momentanément interrompue dans sa marche torpide par une poussée inflammatoire plus ou moins accusée ?

Il ressort de l'observation des faits que le spina ventosa tel que nous l'avons compris dans l'enfance, présente, au point de vue clinique, deux périodes dont la longueur relative peut varier, mais qui existent toujours : dans l'une, la maladie n'est caractérisée que par l'augmentation du volume de l'os ; dans l'autre, les parties molles qui l'entourent et la peau sont altérées ; de là deux formes que nous allons décrire sous les noms de Spina ventosa non ulcéré et Spina ventosa ulcéré.

1° *Spina ventosa non ulcéré.* — Tout à fait au début de cette forme, les symptômes passent en général inaperçus : la douleur est absolument nulle et la tuméfaction trop peu prononcée pour que les mouvements soient gênés. — Même lorsque le gonflement est déjà très-notable, les petits malades continuent à se servir de leur pied ou de leur main comme si de rien n'était. — On peut se convaincre de ce fait en lisant notre observation X où la jeune fille dont il est question continuait à jouer et à marcher malgré un spina ventosa déjà volumineux du premier métatarsien.

Il faut donc peu compter sur les renseignements fournis par les parents ou par le malade lui-même : ils ne réclament des soins que lorsque la déformation osseuse est très-nettement accusée ; aussi ne nous étendrons-nous pas davantage sur le début de l'affection qui la plupart du temps n'offre rien de précis.

La tumefaction une fois produite, on peut rencontrer des formes assez diverses ; si la première phalange est malade (le cas le plus fréquent, ainsi que nous l'avons vu), le doigt présente à sa base une *augmentation de volume* qui frappe au premier abord, et contracte avec l'apparence absolument normale des autres parties.

Ce qui est le propre en effet du spina ventosa c'est la localisation des lésions et le peu de tendance que présentent les parties voisines à être envahies à leur tour. — L'anatomie pathologique devait pressentir ce fait que l'étude des symptômes cliniques met pleinement en lumière.

Si donc la première phalange est atteinte, les os correspondants sont sains, et la déformation ne porte que sur elle: tantôt, elle a subi une sorte d'hypertrophie dans tous les sens, et les deux dernières phalanges sont supportées par un cylindre régulier, dur, limité aux plis articulaires ; d'autres fois, la base de la phalange est seule tuméfiée et va en diminuant à mesure que l'on approche de l'extrémité inférieure : le doigt dans son ensemble ressemble alors à une bouteille ; exagérons le renflement et transformons le milieu de la phalange en une sorte de boule, ou de sphère plus ou moins allongée, et le doigt rappellera par sa forme un radis.

Lorsque la lésion siége sur un métacarpien, la forme de la tumeur est toujours la même : sur le dos de la main on constate une éminence arrondie, un peu allongée suivant l'axe de l'os, et pouvant varier depuis l'intumescence qu'il faut chercher jusqu'à la formation d'une véritable tumeur de la grosseur d'un œuf de pigeon.

Sur les métatarsiens c'est la même chose, la description précédente peut leur être appliquée en tous points.

Un signe que nous n'avons constaté qu'une seule fois mais qui était d'une netteté absolue, c'est *l'élongation de tout le doigt*, constatée soit par la mensuration, soit par la comparaison avec un doigt voisin. Dans le cas auquel nous faisons allusion (obs. VI) l'index malade avait 1/4 de cent. de plus que celui du côté sain et était d'une longueur égale à celle du médius.

Cette période de tuméfaction, qui peut être fort longue, et constituer à elle seule toute la maladie, est *absolument indolente ;* ce caractère négatif ne nous a manqué dans aucun cas ; jamais, nous n'avons noté de douleur spontanée, et jamais nous n'avons pu en produire par la pression. — Aussi, dans cette période de tuméfaction la gêne dans les mouvements est-elle à peu près nulle et les malades peuvent se servir de leur main comme d'habitude ; c'est à peine si la tuméfaction d'un métatarsien les empêche de marcher.

La *peau* qui recouvre la partie malade conserve pendant tout le temps *son apparence et sa coloration normales* ; les parties molles ne paraissent nullement atteintes ; il en est de même des articulations correspondant à l'os affecté.

L'affection, si l'on peut donner ce nom à un état qui ne se traduit par aucun autre phénomène que le gonflement, peut en rester à ce degré là pendant fort longtemps, des mois entiers par exemple, mais cela est rare ; le plus ordinairement, on voit un changement très-lent se produire soit du côté de l'amélioration, soit du côté de l'aggravation des accidents. — C'est dans cette première période que l'on peut obtenir la guérison du spina ventosa dans l'acceptation la plus large du mot, c'est-à-dire le retour complet à l'état normal. — Mais, qu'on le sache bien, cette terminaison heureuse sera toujours des plus lentes à se produire, quelle que soit la médication employée. — Parmi les enfants que nous avons en traitement depuis trois ou quatre mois, il en est fort peu que l'on puisse considérer comme absolument guéris, bien que chez plusieurs il y ait une réelle diminution dans le volume de l'os affecté.

Un doigt guéri d'une première atteinte peut-il être l'objet d'une seconde? en d'autres termes le spina ventosa *récidive-t-il?* Nous n'avons qu'une seule observation où ce fait soit constaté; il faudrait pour répondre à cette question suivre des enfants après leur guérison pendant plusieurs mois, et c'est ce que nous n'avons pu faire.

Voilà donc une des terminaisons de la première forme; mais souvent les choses ne se passent pas ainsi : quoi qu'on fasse,et cela se voit surtout chez les enfants très-jeunes, la tuméfaction augmente toujours, et la maladie arrive à sa seconde période.

2° *Spina ventosa ulcéré.* — Chez plusieurs de nos malades nous avons pu suivre pas à pas les progrès de l'affection depuis la tuméfaction simple jusqu'à l'ulcération ; mais chez beaucoup la lésion de la peau, constituant à leurs yeux toute la maladie, ce n'est qu'à partir du moment où elle s'est produite que nous avons pu les observer.

Voici, comment les choses se passent dans les cas les

plus ordinaires : la peau jusque-là saine commence à devenir lisse et tendue ; on sent parfaitement par la palpation qu'entre elle et l'os augmenté de volume il y a un tissu mou, qui peut donner la sensation d'une fausse fluctuation ; la peau s'amincit et rougit de jour en jour davantage ; elle est soulevée et forme une petite tumeur qui est souvent prise pour un abcès ; on incise sur le point le plus élevé et il ne sort qu'une petite quantité de sérosité louche mélangée à un peu de sang. — Généralement l'ulcération se fait d'elle-même : la peau, réduite à son minimum d'épaisseur, ne tarde pas à céder, et l'ouverture, d'abord très-petite, s'agrandit peu à peu. — Dans les deux cas le résultat est le même : formation d'une ulcération permanente et d'un trajet fistuleux.

D'après nos relevés on peut dire que l'altération de la peau s'est produite, dans la majorité des cas, de six semaines à deux mois après l'apparition des premiers accidents. Mais nous ne saurions donner trop d'importance à cette date, car nous avons observé un cas où l'ulcération s'est produite au bout de quinze jours et un autre où elle s'est fait attendre un an et demi.

Nous ne ferons que rappeler les caractères de la lésion de la peau dans le spina ventosa, la description en ayant été faite à propos de l'anatomie pathologique. — L'*ulcération* siége toujours sur la face dorsale de la phalange ou du métacarpien, quelquefois sur les parties latérales de la première, jamais sur la face palmaire ; ses bords sont déchiquetés, inégaux décollés ; son fond est rempli par une masse de tissu fongueux gris rougeâtre, saignant au moindre contact. Tout autour, la peau présente des colorations diverses : rarement elle reste blanche, le plus souvent elle devient rouge foncé, ou même elle prend une teinte violacée caractéristique pour les altérations cutanées de nature scrofuleuse.

De cette ulcération s'écoule continuellement une quantité peu abondante d'un liquide louche, mal lié, inodore, différent par conséquent de celui qui provient d'une fistule d'origine vraiment osseuse.

Si l'ulcération reste à l'air, comme cela se voit chez les très jeunes enfants, sur lesquels il est difficile de maintenir un pansement, ce liquide se concrète et forme une croûte épaisse vert noirâtre; au-dessous de cette croûte, on traîne l'ulcération avec tous les caractères que nous lui avons assignés.

Il va sans dire qu'à ce moment-là on peut constater encore, et par la vue et par la palpation, la tuméfaction souvent énorme de l'os affecté ; pour se rendre un compte plus exact de son état, l'*exploration avec le stylet* est nécessaire, mais nous recommandons les plus grands ménagements dans ce genre de recherches. Nous avons vu plusieurs fois, à la suite d'un examen trop prolongé ou peut-être trop peu délicat, survenir des accidents inflammatoires, de la douleur, du gonflement que l'on aurait pu éviter. Et cependant, la connaissance du degré d'altération des parties profondes est indispensable, puisque la décision d'une intervention active en dépend. Il est facile d'arriver jusqu'à l'os sans déchirer les fongosités et sans faire mal, en profitant par exemple de l'espace laissé libre entre les parois du trajet fistuleux et le bourgeon qui le remplit.

Une fois sur l'os, on peut le trouver recouvert de son périoste : c'est l'exception ; le plus ordinairement, on le trouve dénudé sur une plus ou moins grande étendue, il est même fréquent de pouvoir pénétrer avec le stylet dans une ouverture de la diaphyse, dont on sent très-nettement les bords, et qui conduit directement dans le canal médullaire. Nous avons souvent vérifié ce fait, qui se comprend facilement après les détails anatomiques que nous avons donnés.

Dans la période d'ulcération, de même que dans celle qui la précède, le spina ventosa est absolument *indolent par lui-même* : les mouvements sont un peu plus gênés, il est vrai, mais cela ne tient pas à l'altération des gaînes tendineuses ou des articulations qui restent libres jusqu'à une période très-avancée de la maladie; les petits malades ont peur de se faire mal et évitent tout mouvement ; jamais nous n'avons observé de douleur spontanée ou à la pression, ni par les mouvements communiqués.

Même à ce degré, *la maladie peut guérir* ; si la constitution s'améliore, si les lésions osseuses ne sont pas trop avancées, on voit la sécrétion diminuer peu à peu, les bords de l'ulcération se rapprocher et se déprimer, le bourgeon fongueux disparaître petit à petit, et enfin la perte de substance de la peau être remplacée par une cicatrice blanche, enfoncée et adhérente aux parties profondes. — Si l'os a été nécrosé sur une partie ou même sur toute l'étendue de sa diaphyse, cette terminaison se fera plus longtemps attendre, car elle ne pourrra s'obtenir qu'après l'élimination spontanée du sequestre et ce travail est toujours fort long.

Dans un cas où nous avons observé une guérison complète après ulcération de la peau, l'os présentait un raccourcissement très-notable (obs. VII); ce fait mérite d'être signalé, mais il n'est pas nouveau : on sait que dans presque toutes affections chroniques des os, il a été observé. Veislechner et Schott rapportent nombre de cas où le même fait a été noté à la suite de nécrose du tibia, de l'humérus, du fémur, chez les enfants (1). Rognetta, dans son Mémoire (2), dit avoir observé « que l'os affecté de myélite chronique chez les enfants croît moins que les autres os; de là résulte qu'après la guérison spontanée, qui arrive souvent après l'époque de la puberté, l'os se trouve proportionnellement plus court que les autres; la cicatrice qui résulte de la guérison des fistules est toujours adhérente et enfoncée. »

Enfin, il peut se faire qu'au lieu de s'amender ou de présenter les terminaisons précédentes, les symptômes décrits dans la période ulcérative du spina ventosa s'accentuent de plus en plus. C'est alors que l'on voit les doigts devenir le siége d'une tuméfaction tellement énorme que leur forme primitive est difficile à reconnaître; les articulations finissent par devenir le siége d'altérations plus ou moins graves; les fongosités continuent à se produire et la peau s'ulcère en plusieurs points à la fois. Les lésions ayant une plus grande tendance à se porter du côté de l'extension, il en résulte que les tendons correspondants sont privés de leur liberté d'action : les fléchisseurs au contraire qui continuent à jouer sans entraves dans leurs gaînes, beaucoup plus tadivement atteintes, attirent vers la face pal-

(1) Sur l'allongement et le raccourcissement des os dans la carie et la nécrose chez les enfants. (Jahrbuch für Kinder Heilkunden, 1869, t. II, p. 270.

(2) Rognetta. Loc. cit.

maire de la main le doigt dans sa totalité. De là, une attitude vicieuse et permanente du doigt qui ne peut faire espérer aucune terminaison favorable; car, en admettant même, que la guérison puisse s'obtenir dans ces conditions déplorables, l'organe gênerait davantage par sa présence et par sa position défectueuse, qu'il ne pourrait servir à ses différents usages.

## DIAGNOSTIC.

Dans la plupart des cas, il suffit d'avoir présents à l'esprit les symptômes que nous venons de décrire, pour que l'on n'ait aucun doute sur la nature de la maladie. Il faut reconnaître cependant que, parfois, le diagnostic pourra devenir incertain; aussi, ne croyons-nous pas inutile de rappeler les principaux caractères différentiels de quelques-unes des affections avec lesquelles le spina ventosa a pu être confondu.

1° Il nous est arrivé plusieurs fois d'entendre dire à des parents que le début de la maladie dont étaient atteints leurs enfants avait été pris pour cette autre manifestation de la scrofule, si fréquente sur les mains et sur les pieds dans le jeune âge, l'*érythème pernio* ou *engelures* (1). La coïncidence de l'apparition du gonflement du doigt avec le grand froid, le fait qu'ils nous ont raconté et que nous rapportons sans lui donner la valeur d'un symptôme, que la tuméfaction augmentait lorsque l'enfant était exposé à l'air froid, peut expliquer jusqu'à un certain point cette méprise. Voici du reste ce que dit à ce sujet Rognetta dans son Mé-

(1) Bazin, Traité de la scrofule, p. 146.

moire(1) : « Dans cette période (tuméfaction sans altération de la peau), le mal offre de la ressemblance avec le boursouflement des mains et des pieds attaqués d'engelures ; cette ressemblance est si frappante, qu'au dire de Monteggia, quelques chirurgiens ont pris, en hiver, ces maladies l'une pour l'autre. »

On ne commettra pas cette erreur en se rappelant que, dans les engelures, la peau, dès le début, prend une coloration rouge violacé qui est tardive dans le spina ventosa. En outre, le gonflement ne porte que sur la peau et les parties molles, jamais l'os n'est augmenté de volume ; la sensation spéciale de picotement, de cuisson, quelquefois même une vive douleur, ne se rencontrent que dans les engelures.

Si l'ulcération se produit, elle sera plus superficielle, suivra de près l'apparition des premiers symptômes et surtout, cédera, dans la plupart des cas, assez rapidement, à un traitement approprié et à la suppression de sa cause productrice principale, le froid.

2° Tout dernièrement, il a été soutenu devant la Faculté de Paris, une thèse dans laquelle l'auteur, M. le docteur Voguet, décrit une affection spéciale aux doigts chez les scrofuleux, la *dactylite strumeuse infantile* (2). Elle débute par une tuméfaction uniforme et indolente de l'une des phalanges, s'accroît très-lentement et finit par donner lieu à une ulcération fongueuse ressemblant beaucoup, tant par son siége que par ses caractères, à celle que nous avons décrits.

(1) Rognetta. Loc. cit.

(2) Séraphin Voguet. Contribution à l'étude de la dactylite strumeuse infantile. Thèse de Paris, mai 1877.

Ces accidents résulteraient d'une gomme scrofuleuse développée sur la face externe du périoste.

Cette lésion doit être fort rare, car nous avons passé sept mois à l'hôpital Saint-Louis sans en observer un seul exemple; du reste, M. Voguet n'a pu en rassembler que trois cas en tout, parmi lesquels nous n'en trouvons qu'un relatif à une jeune fille de 15 ans. On nous avouera que ce fait, opposé à la fréquence extrême de la maladie que nous avons décrite sous le nom de spina ventosa, devra faire pencher en faveur de ce dernier, lorsqu'on se trouvera en présence de symptômes qui, nous en convenons, peuvent également se rencontrer dans les deux maladies.

3° La syphilis héréditaire peut avoir chez les enfants une manifestation dactylienne, étudiée par Taylor, de New-York, et par Morgan, dans un article intitulé : On peculiar affection of the hands and feet (1). A en juger par la description qu'en donne cet auteur, cette affection peut être confondue, à une certaine période, avec certains accidents produits par la scrofule; le siége identique sur la première phalange et sur les métacarpiens, la tuméfaction indolente donnant à la base du doigt un aspect globuleux, etc., pourront en imposer pour le spina ventosa. Aussi devra-t-on, dans les cas douteux, rechercher tous les signes qui pourront permettre de reconnaître la nature spécifique de la maladie; en dernier ressort la disparition rapide des accidents sous l'influence du traitement mixte, jugera la question. Rappelons en outre que Morgan dit que la dactylite syphilitique s'accompagne souvent d'accidents

(1) Article analysé par M. Delens dans la Revue des sciences médicales de Hayem, 1873, t. I, p. 804.

articulaires qui sont l'exception dans le spina ventosa.

4° Arrivons maintenant à un point de diagnostic plus délicat, celui des affections osseuses proprement dites.

Au niveau du métacarpe et du métatarse, on peut observer pendant l'enfance jusqu'à la puberté, comme du reste sur tous les autres os du squelette, des tumeurs arrondies, non dépressibles, indolentes, sans altération de la peau, que l'on nomme, en raison du moment de leur apparition, *exostoses de croissance*. Ces productions solides qui méritent bien le nom de tumeurs par leur volume et par leur contour plus facile à limiter, se reconnaîtront par le fait seul qu'elles n'occupent que le point de l'os sur lequel elles ont pris naissance; elles ne rappellent en rien l'hypertrophie totale portant sur toute la diaphyse de l'os que nous avons essayé de décrire. La peau restera saine à leur niveau, à moins de pression extérieure trop violente, telle que pourrait en exercer une chaussure trop étroite.

5° Dans le cours de ses leçons cliniques, Dupuytren (1) décrit sous le nom de spina ventosa une altération osseuse, portant sur la seconde phalange d'un doigt et qui paraît être un *enchondrome*.

Dans le mémoire de Dolbeau (2), on peut lire nombre d'observations d'enchondrômes des doigts et des métacarpiens chez des jeunes gens de 14 et 15 ans. « L'enchondrome des doigts, dit cet auteur, constitue-t-il le spina ventosa des phalanges? On ne peut répondre à cette question d'une manière catégorique; il est évident

(1) Dupuytren. Leçons cliniques, t. II.

(2) Dolbeau. Mémoire sur les tumeurs cartilagineuses des doigts et des métacarpiens. Archives de médecine, 1858, t. XII, p. 448 et 669.

que, sous ce titre, on a décrit un grand nombre de maladies différentes, dont le principal résultat est la distension de l'os affecté... Le mot de spina ventosa doit être rejeté, à moins qu'on ne le conserve pour ces maladies inflammatoires du périoste et des couches super ficielles des os chez les scrofuleux. »

Dans son article *Main* du Dictionnaire encyclopédique, M. Polaillon est plus affirmatif. Pour lui, l'enchondrome central des phalanges n'est qu'une variété de spina ventosa. « Dans les cas d'enchondrome central, dit-il (1), l'os, phalange ou métacarpien, est gonflé, comme soufflé, d'où le nom de spina ventosa qu'on donnait autrefois à la tumeur. Au début, le néoplasme occupe l'intérieur de la cavité médullaire qui est effacée; à mesure qu'elle se développe, la coque osseuse se distend et finit par céder en un point pour apparaître à l'extérieur. »

Nous ne saurions, en aucune façon, adopter cette manière de voir; l'enchondrome et le spina ventosa sont pour nous deux maladies absolument différentes, soit par leur nature, soit par leur anatomie pathologique, soit par le traitement qu'elles réclament. Le seul caractère commun aux deux affections, c'est quelles s'observent surtout chez les jeunes sujets et paraissent avoir les phalanges pour siége de prédilection : l'observation suivante, que nous trouvons dans la thèse de Vermont (2), montre combien le diagnostic peut être hésitant dans certains cas : il s'agit d'un enfant de treize ans qui présentait au niveau de la pre-

(1) Dict. encycl. des sciences médicales, t. IV, 2e série, p 139.

(2) Vermont. Recherches pour servir à l'étude de quelques tumeurs des doigts. Thèse de Paris, 1855.

mière phalange du médius une tuméfaction fusiforme développée surtout sur son côté externe et occupant toute sa hauteur : sur la seconde phalange, tumeur moins volumineuse ; sur l'autre main, productions analogues siégeant sur le médius et l'annulaire. Ces tumeurs étaient immobiles, dures, mais offraient cependant un certain degré de dépressibilité. La douleur était nulle et les mouvements parfaitement libres. A leur niveau, la peau était rosée, amincie ; M. Guérin diagnostiqua « enchondromes multiples des deux mains », et était fort embarrassé pour savoir s'il devait opérer ou non.

Il est évident que, dans des cas semblables, le doute sera permis, mais il n'en est heureusement pas toujours ainsi. Les enchondromes s'accroissent très-lentement, mais d'une façon progressive et peuvent atteindre un volume parfois considérable sans présenter d'ulcération de la peau.

Ils occupent en général un point isolé de la phalange ou du métacarpien, on peut les limiter et voir que ce n'est pas à une maladie de l'os dans sa totalité que l'on a affaire ; en outre, en raison de leur structure on pourra quelquefois constater une sorte de dépressibilité à la pression qui manque absolument dans le spina ventosa. — Signalons enfin un caractère que nous trouvons indiqué par Follin : « Certains enchondromes des doigts sont assez transparents pour laisser passer à travers eux une grande quantité de lumière. »

6° Les altérations organiques des os longs de la main et du pied, l'*ostéite*, *la périostite*, se distinguent du spina ventosa en ce que dans les premières, la douleur est de règle, tandis que nous avons vu que dans l'affection à marche silencieuse que nous avons décrite, elle n'existait jamais. Ce caractère négatif aura donc à lui seul une certaine valeur, sans compter que l'ostéite et la périostite s'accompagnent le plus ordinairement de symptômes de voisinage franchement inflammatoires, et que presque toujours on peut remonter à la cause productrice, un traumatisme, ou la propagation d'une inflammation superficielle.

L'erreur que nous signalons a été commise par nous dans une de nos premières observations (voir obs. V). D'après les antécédents, le peu de douleur accompagnant un gonflement considérable de l'os, nous avions conclu à l'existence d'un spina ventosa. Cependant l'apparition d'un abcès phlegmoneux, la chute des accidents après son ouverture, l'absence de fongosités dans le trajet fistuleux auraient dû nous faire modifier le diagnostic que nous n'avons vérifié qu'à l'autopsie.

7° Le diagnostic de la *carie* pourra être, dans quelques cas, assez embarrassant ; nous citons dans son entier l'observation suivante extraite d'une des cliniques de M. Guersant fils, à l'hôpital des enfants, pour montrer combien la distinction entre les maladies, peut devenir difficile dans certaines occasions :

### Observation

Carie de la cinquième phalange. Gonflement des parties molles simulan le spina ventosa. Résection du métacarpien (1).

N° 18, salle Sainte-Thérèse. C'est chez cette petite malade que vous nous avez vu pratiquer la résection du cinquième métacarpien. Je dois appeler votre attention sur un fait qui se rencontre assez

(1) Revue clinique. M. Guersant fils. Gazette des hôpitaux du 4 juin 1840.

fréquemment dans la pratique, et qui peut impliquer une erreur de diagnostic, lorsqu'on n'en est pas averti. Je veux parler du gonflement que présentent les parties molles dans les cas de carie, gonflement qui, par suite de la configuration primitive du doigt, imprime à celui-ci un aspect fusiforme capable de faire croire à l'existence d'un spina ventosa. L'opération démontre qu'il n'en est rien ; et à l'examen de la pièce pathologique, on n'est pas peu surpris de retrouver une carie sans développement excentrique de l'os malade, tel qu'on le rencontre dans le spina-ventosa ; disposition qui était dissimulée par la tuméfaction des parties molles.

Un tel état de choses existait chez notre malade : les fistules qui occupaient les parties molles avaient déjà permis de constater la dénudation de la cinquième phalange, et son altération ; l'examen de la pièce a fait cesser tout le doute qui pouvait exister à cet égard : l'abondance de la suppuration, la certitude relativement à l'existence de la carie, nous ont déterminé à pratiquer l'opération. Désarticulation de la phalange malade ; résection de la tête du métacarpien qui était saine. Guérison.

Nous avons essayé d'établir dans notre anatomie pathologique que la lésion osseuse dans le spina ventosa n'était pas celle de la carie : Voyons maintenant sur quelles bases reposera le diagnostic différentiel en dehors des cas exceptionnellement difficiles comme celui que nous venons de rapporter. Et tout d'abord rappelons que la carie siége de préférence sur les épiphyses des os longs, et sur les os courts, c'est-à-dire qu'elle s'observe surtout dans le tissu spongieux. Au lieu de la tuméfaction indolente et uniforme qui accompagne le début du spina ventosa, il est bien rare que dans la carie on ne voie pas se former une collection franchement purulente, qui augmente peu à peu, et finit par s'ouvrir spontanément ou nécessiter une intervention active. Après l'ouverture de l'abcès, chaud ou froid suivant les cas, une fistule se forme et autour de son orifice la peau peut s'ulcérer : alors, le doute pourra être grand; la persistance de l'écoulement purulent, l'état fongueux de la plaie, l'aspect de l'ulcération, rappelleront ce que nous avons décrit dans le spina ventosa, sans compter que pour un métacarpien ou un métatarsien il est difficile de se rendre compte, à cause du gonflement des parties molles, de la tuméfaction de l'os.

Deux signes permettent cependant d'affirmer qu'il y a carie, ce sont : 1° les caractères de la suppuration qui est plus abondante, noirâtre, d'une odeur infecte, et contient souvent de petits fragments osseux ; 2° l'exploration avec le stylet qui permettra d'arriver sur un os profondément altéré dans sa structure, et qui donnera à la main cette sensation de brisure, tout à fait spéciale à la carie.

8° Enfin, il existe une maladie essentiellement chronique et assez fréquente chez les enfants scrofuleux, pouvant s'observer aussi bien au niveau du métacarpe et du métatarse que sur les phalanges et les orteils, nous voulons parler de la *tumeur blanche des articulations métacarpo-phalangiennes et phalangiennes.*

Dans cette maladie, les deux os qui concourent à la formation de la jointure seront tuméfiés ; si l'on cherche à les faire mouvoir l'un sur l'autre, on s'aperçoit bien vite que les cartilages sont altérés et que les ligaments articulaires plus ou moins détruits permettent des mouvements de latéralité qui n'existent pas quand la jointure est saine; ces mouvements communiqués sont en général douloureux; or nous avons insisté sur leur indolence et leur liberté parfois absolue dans la maladie diaphysaire que nous avons décrite; toutes les fois donc que l'examen des articulations ne donnera pas des résultats négatifs, il faudra réserver le diagnostic, et explorer avec le plus grand soin les deux os qui concourent à la formation de l'articulation. Ce diagnostic ne nous a du reste jamais paru embarrassant, car le siége même des lésions, tuméfaction du début, ulcérations et issue de fongosités dans la seconde période, au voisinage d'une jointure, montre assez nettement que l'affection observée n'a pas eu comme point de départ la diaphyse et, dans le spina ventosa, nous avons vu que c'était toujours là que siégeait la lésion initiale.

### PRONOSTIC.

On ne peut considérer comme très-grave une affection dont la guérison peut se faire par les efforts seuls de la nature, ou sous l'influence des moyens médicaux que nous indiquerons plus loin ; aussi considérons-nous le pronostic du spina ventosa à sa première période comme assez favorable. Il en est de même de celui de la période d'ulcération dans la plupart des cas ; ce qui en fait la gravité, ce n'est pas tant le degré de la lésion ou le nombre des os atteints, que l'ancienneté de la maladie ; nous avons remarqué en effet que le spina ventosa abandonné à lui-même ou traité comme une ulcération simple, quand on avait méconnu sa nature, pouvait rester longtemps dans un état à peu près stationnaire ; il était alors plus difficile d'agir sur lui par les moyens thérapeutiques que dans les cas de date relativement récente.

Aucune indication pronostique ne peut être tirée du sexe des malades.

Il n'en est pas de même pour l'âge : les cas les plus

sérieux, ceux qui arrivaient le plus vite aux lésions des parties molles et de la peau ont été observés chez les enfants les plus jeunes, à mesure que l'époque de la puberté approche, le spina ventosa, tout en devenant beaucoup plus rare, nous a paru durer moins longtemps et s'accompagner d'accidents moins sérieux.

Enfin, on ne peut établir aucun rapport entre la gravité des accidents scrofuleux et celle du spina ventosa; nous avons vu des enfants présenter tous les signes d'une constitution strumeuse, guérir facilement de leurs lésions osseuses des phalanges ou des métacarpiens; d'autres, au contraire, qui n'étaient que lymphatiques, en arriver à la nécessité d'une intervention chirurgicale (résection ou amputation). (Voir les obs. I, III, IV.)

## TRAITEMENT.

De l'avis de tous les auteurs, le spina ventosa peut guérir spontanément ou plutôt les accidents que nous avons décrits peuvent s'amender considérablement lorsque la scrofule dont ils dépendent subit l'influence d'un traitement bien entendu, ou diminue avec les progrès de l'âge. Ce n'est pas à dire qu'en présence de l'affection si fréquente que nous venons d'étudier, il faille se borner à recommander l'usage des médicaments dits antistrumeux, tels que l'huile de foie de morue et les préparations iodées, associées ou non avec le fer. Sans doute on doit ne pas en négliger l'emploi, et l'on peut, grâce à eux seuls, agir sur la scrofule et partant sur la maladie locale qui en est une des manifestations. Mais nous croyons que l'on peut activer la guérison, en s'adressant plus directement à l'organe affecté soit par des moyens locaux, soit par l'emploi de médicaments plus actifs, réputés, à tort ou à raison, comme jouissant de propriétés dissolvantes et résolutives.

Voici donc le traitement que nous recommandons, pour nous avoir souvent donné des résultats assez satisfaisants, dans la période peu avancée du spina ventosa, avant l'ulcération de la peau par exemple. L'usage quotidien de l'huile de foie de morue et du sirop d'iodure de fer, comme base du traitement ; bains sulfureux, ou sales tous les deux ou trois jours. Mais en outre, localement, au niveau de l'organe malade, badigeonnages répétés tous les deux ou trois jours au moins, avec de la teinture d'iode, et cela pendant deux, quelquefois trois semaines. A l'intérieur on prescrira l'iodure de potassium à dose progressive ; chez les petits enfants, nous recommandons l'usage du sirop suivant qui est bien supporté même par les plus difficiles :

**Sirop de gentiane.**
**Sirop simple, ãã 100 gr.**
**Iodure de potassium, 2 gr.**

Une cuillerée à bouche du médicament ainsi préparé, représente 0 gr. 20 cent. de principe actif ; l'enfant en prendra une cuillerée dans du lait le matin à jeun, puis deux, puis trois, jusqu'à concurrence d'un gramme par jour chez les enfants de 2 et 3 ans.

Ces doses seront augmentées, cela va sans dire, avec l'âge du malade ; un enfant de 12 à 14 ans supporte parfaitement 2 et même 3 grammes d'iodure de potassium, pourvu qu'on y soit arrivé progressivement.

Lorsque la peau est ulcérée, et que les bourgeons fongueux partis de la moelle font issue à l'extérieur, on ne devra pas encore désespérer de la guérison sans avoir recours à une intervention chirurgicale active.

Le même traitement que dans la période suivante est donc tout aussi indiqué : on y ajoute des pansements réguliers avec un liquide excitant, ou suivant les cas un peu désinfectant, tels que le vin aromatique, ou une solution de chloral au 1|100, dont on imbibera la charpie.

Si malgré l'usage *persévérant et régulier* de cette médication, qui s'adresse surtout à l'état général, on voit l'état local rester stationnaire ou empirer, si la tuméfaction de l'organe affecté devient énorme, si les ulcérations, loin de se rétrécir, augmentent au contraire, et se multiplient, il faudra alors songer à intervenir d'une autre façon, et surtout ne jamais se hâter de débarrasser le malade d'un organe aussi important que le doigt.

Jusqu'ici, on ne s'est pas beaucoup préoccupé, à notre connaissance, de l'importance de la chirurgie conservatrice dans le cas qui nous occupe. Nous croyons, pour notre part, qu'étant donnée la merveilleuse facilité avec laquelle le tissu osseux se régénère chez les enfants, on doit attendre les meilleurs résultats de la résection sous-périostée pratiquée dans le cas dont il s'agit. Nous ne pouvons malheureusement pas appuyer notre dire sur une statistique nombreuse et encourageante ; tout est encore à faire de ce côté-là, les auteurs que nous avons cités passent la plupart du temps complètement sous silence l'importante question du traitement, ou s'élevent sans en donner de raisons, contre la résection ou l'évidement de l'os malade.

Nous ne trouvons qu'un seul chirurgien moderne qui se montre favorable à la pratique que nous proposons, c'est M. Ollier (1) qui, dans son remarquable Traité de la régénération des os, p. 221, t. II, s'exprime ainsi : « Il est une maladie rebelle qui demande dans certains cas l'amputation, et qu'on pourra essayer de guérir par la résection lorsqu'elle siégera sur un doigt important à conserver, *c'est le spina ventosa*... Nous avons essayé deux fois de conserver la phalange ; une fois par un évidement suivi de la cautérisation au fer rouge ; une autre fois par la résection. Après l'évidement, nous pratiquâmes une compression méthodique ; pendant un certain temps le résultat fut bon immédiatement, mais nous finîmes par amputer : la cavité ne se comblait pas, et les parois osseuses ne subissaient pas de retrait concentrique. La résection sous-périostée eût des suites immédiates qui semblaient favorables, mais au bout de six semaines la cicatrisation n'était pas complète ; à partir de ce moment nous avons perdu de vue le malade. Nous faisons donc encore des réserves pour l'utilité de la résection, ou plutôt pour l'extirpation sous-périostée dans les cas de spina ventosa porté à un degré extrême. Mais, les exemples de guérison spontanée par la nécrose de la partie affectée, nous font penser qu'on pourra utilement intervenir dans certains cas. »

C'est sur ces dernières paroles que repose, en effet, toute l'indication de la résection sous-périostée ; le chirurgien doit prévenir la nature, l'aider dans l'ac-

(1) Ollier. Traité de la régénération des os, 1867, t. II, p. 221.

complissement d'un phénomène qui n'a d'autre but que d'éliminer un os privé de vie, pour le remplacer par un autre.

Lors donc que l'on s'apercevra, par l'exploration avec le stylet, que l'os atteint de spina ventosa est dénudé sur une grande étendue, que le point nécrosé, en un mot, n'est pas assez limité pour que l'on puisse espérer son élimination spontanée, mais que toute la diaphyse est privée de vie, on n'aura rien à gagner à attendre; l'expulsion naturelle, à la rigueur, pourra être espérée, mais elle ne se fera qu'au prix d'une suppuration de longue durée, et ne sera pas toujours exempte de dangers pour les parties voisines. Du reste, l'opération en elle-même présente peu de gravité, et les suites, dans les deux cas que nous avons observés, ont été des plus simples.

Nous engagerons donc les chirurgiens à y recourir avant de songer à amputer un doigt : il sera toujours assez tôt d'en venir à ce moyen extrême si les résultats obtenus ne sont pas satisfaisants.

Nous renvoyons à l'excellent ouvrage de M. Ollier pour tous les détails du manuel opératoire ; on pourra voir que, dans l'observation 3, les préceptes qu'il donne ont été suivis.

Nous ne nous permettrons qu'une seule recommandation : c'est de produire une anémie momentanée de la partie sur laquelle on opère, suivant la méthode d'Esmarch ; l'application de la bande élastique, dans ce cas particulier, est des plus simples si on la choisit assez étroite, et facilite considérablement les manœuvres.

Comme soins consécutifs, l'immobilisation de l'organe

opéré, pendant trente ou trente-cinq jours, est un point capital.

Dans notre observation 4, ce n'est pas une résection sous-périostée, mais bien un évidement, ainsi que le définit Sédillot (1), qui a été pratiqué : « L'évidement, dit cet auteur, est une opération par laquelle on creuse et on excave un os, pour en séparer les parties malades et n'en laisser que les couches saines périphériques, corticales, ou sous-périostées médiates. Les formes du membre ne sont nullement compromises, les attaches musculaires sont ménagées ; le périoste reste intact, et la reproduction osseuse a lieu sous cette membrane et à l'intérieur de l'os évidé. »

Nous ne pouvons, cela va sans dire, avoir la prétention de juger entre les deux méthodes ; constatons simplement que la phalange, *réséquée* avec conservation du périoste, nous a paru revenir beaucoup plus vite à l'état normal que la phalange *évidée*.

Enfin, comme ressource extrême, on devra recourir à l'amputation ; mais, nous ne saurions trop le répéter, ce n'est qu'après avoir essayé de tous les moyens propres à conserver l'organe malade, y compris la résection sous-périostée, que l'on devra s'y décider.

L'ablation sera cependant indiquée pour les cas très-anciens, dans lesquels il s'est produit à la longue des lésions importantes dans les gaînes des tendons ou dans les articulations. Tant que la maladie reste diaphysaire on doit espérer, et diriger tous ses efforts vers la conservation ; mais, lorsqu'une articulation est atteinte, ou en partie détruite, et que les os voisins sont pris à

(1) Ch. Sédillot. De l'évidement sous-périosté des os. Paris, 1867.

leur tour d'accidents inflammatoires produits par propagation, il sera plus prudent de supprimer l'organe malade, que de chercher à le conserver; et, du reste, dans les cas, heureusement rares, auxquels nous faisons allusion, la guérison fût-elle obtenue, pour un doigt, par exemple, ce ne serait qu'avec des déformations incurables, et une gêne dans les mouvements qui rendrait cet organe plus nuisible qu'utile.

## OBSERVATIONS

### Observation II (Personnelle).

Spinosa ventosa de deux phalanges et d'un métacarpien, chez un enfant tuberculeux et hydrocéphale. — Autopsie.

Schmidt (Eugène), âgé de 2 ans, entre le 27 avril dans le service de M. Lannelongue, salle Napoléon, lit n° 17.

Sa mère, qui nous l'amène, est une femme de constitution faible : depuis quelques mois elle tousse beaucoup, transpire la nuit, a beaucoup maigri dans ces derniers temps. En l'auscultant, on trouve une respiration rude et quelques craquements secs dans les deux sommets. Le père est bien portant; une petite fille, âgée de 6 mois, a eu un abcès froid du cou, ouvert spontanément.

L'enfant qu'on nous présente est également scrofuleux : dernièrement nous lui avons ouvert à la jambe un abcès froid sous-cutané : aujourd'hui on en constate d'autres à la fesse et à la cuisse. Cet enfant est, en outre, hydrocéphale : sa tête est énorme, le crâne, relativement à la face, est démesurément développé, les fontanelles, surtout l'antérieure, sont représentées par des surfaces molles facilement dépressibles. Aucune trace d'intelligence; la tête est toujours fortement portée en arrière, les pupilles sont inégales; cet enfant est constamment plongé dans une sorte de torpeur, dont il ne sort que pour pousser des cris aigus; il mange, du reste, beaucoup et ne semble pas souffrir.

Les deux mains de ce malade sont le siége des altérations suivantes :

1° *Main gauche.* — La première phalange de l'index présente une tuméfaction considérable, ne dépassant pas la longueur de l'os; la mère ferait remonter le début de l'affection à quatre mois environ, mais nous ne pouvons prêter qu'une confiance médiocre à ce renseignement ; ce que nous pouvons dire, c'est que six semaines avant l'entrée de l'enfant à l'hôpital, le gonflement était devenu tellement considérable, et l'amincissement de la peau tel, que nous avons pratiqué, à la consultation, une petite incision au niveau de la partie externe de la phalange malade ; il n'en sortit qu'une faible quantité de pus mal lié ; depuis lors, l'ouverture est restée fistuleuse, donne issue à un liquide louche, séreux, peu abondant. Au moment où nous examinons l'enfant à son entrée dans la salle, nous introduisons un stylet dans la fistule, et nous arrivons sur un os dénudé sur une assez grande étendue. Les articulations correspondant à la phalange malade, paraissent parfaitement saines : la tuméfaction est, du reste, toujours très-considérable, la base du doigt a, pour le moins, doublé de volume.

B. Le troisième métacarpien de la même main, est également le siége d'une tuméfaction notable, sans altération de la peau, mais qui n'a attiré l'attention que trois semaines avant la mort de l'enfant; la mère ne s'en était pas aperçue ; on ne peut donc fixer aucune date sur le début probable du gonflement ; nous nous contentons de signaler le fait tel qu'il a été constaté pendant la vie, et considéré comme une affection de nature identique à celle des phalanges.

2° *Main droite.* — La première phalange de l'index est seule malade ; la tuméfaction y est un peu moins considérable qu'au doigt correspondant de la main gauche, et ne porte également que sur la phalange ; elle s'arrête très-nettement aux plis articulaires : la peau est rouge, luisante, amincie et même perforée sur un tout petit point, de la grosseur d'une tête d'épingle, situé sur la face externe de la phalange. De l'ouverture sort une faible quantité de liquide analogue au précédent, et qui se concrète en une croûte jaunâtre au contact de l'air ; il faut enlever cette croûte pour apercevoir l'orifice du trajet fistuleux ; l'exploration avec le stylet ne permet de découvrir aucune altération de l'os.

Les mouvements communiqués à la phalange malade s'accomplissent librement ; on peut donc dire que les articulations correspondantes ne sont pas atteintes.

Il va sans dire que dans l'état où se trouve le petit malade, on ne peut tenir aucune espèce de compte des sensations subjectives éprouvées par lui ; dès qu'on approche de son lit, et avant qu'on le touche, il se met à crier ; aussi avons-nous supprimé à dessein le symptôme douleur dans la description que l'on vient de lire. Pendant une quinzaine de jours, état stationnaire.

Vers le milieu de mai, l'enfant est placé dans le service des chroniques de M. le Dr Cadet de Gassicourt ; c'est là qu'il est mort, après avoir présenté pendant quelques jours de la fièvre, de la dyspnée, et un état d'amaigrissement très-rapide.

Grâce à l'obligeance de notre excellent collègue et ami, M. Léger, interne du service, nous avons pu pratiquer l'autopsie, dont on va lire la relation, le 3 juin, à dix heures du matin; notre maître, M. Lannelongue, a bien voulu y assister, et nous aider de ses bons conseils.

1° *Examen du troisième métacarpien.* — Une incision est pratiquée sur le dos de la main, suivant la longueur de l'os dont on limite la tuméfaction à travers les parties molles.

La peau est saine, les tendons des extenseurs ont leur aspect normal, après les avoir écartés on incise leur gaîne et l'on arrive sur une masse formée exclusivement par des fongosités mollasses, et d'une coloration jaunâtre. L'os est désarticulé et fendu suivant sa longueur : les extrémités cartilagineuses sont absolument saines.

L'augmentation du volume de la diaphyse de l'os, qui est considérable, si bien que sur les côtés elle est presque en contact avec les métacarpiens voisins, paraît tenir à la cause suivante : La coupe longitudinale fait voir très-nettement que le métacarpien malade se compose de deux parties : 1° une partie centrale, complètement mortifiée, baignant dans le pus, et constituée par un tissu osseux blanc mat, véritable séquestre qui représente par sa forme l'os primitivement malade ; au centre du séquestre, on constate encore la cavité médullaire, mais il n'y a plus trace de moelle nulle part.

2° Tout autour de l'os mortifié, existe une coque osseuse de nouvelle formation, dense, légèrement rosée ; elle lui forme une enveloppe complète, partout, sauf en un point, où l'on constate une perte de substance par où s'échappent des fongosités qui se répandent à l'extérieur. Le tissu fongueux existe donc aussi bien en dehors qu'en dedans de la couche osseuse nouvelle.

L'épaisseur du métacarpien malade est de 0m01, tandis que du côté sain, elle ne dépasse pas 0m006.

2° *Examen de la première phalange de l'index gauche.* — Lésions très-avancées ; la phalange a complètement disparu dans la partie médiane ; aux deux extrémités, on ne trouve qu'une petite quantité de tissu osseux raréfié, blanchâtre, très-friable.

Plus trace de moelle ni de cavité centrale : la totalité de la phalange est remplacée par des fongosités jaunâtres qui s'avancent jusque sous la peau, et se continuant avec le trajet fistuleux observé pendant la vie.

Les surfaces articulaires métacarpo-phalangiennes sont le siége d'une injection assez intense, mais il n'y a pas d'altération très-prononcée : du côté de la phalange, la synoviale est fortement hyperémiée en un point.

L'articulation entre la première et la seconde phalange est absolument saine.

3° *Examen de la première phalange de l'index droit.* — En incisant suivant la face externe de la phalange au niveau de l'ouverture de la fistule, on constate une adhérence de la peau avec les bords de cet orifice. La totalité du trajet est remplie par un bourgeon fongueux, de la grosseur d'une forte tête d'épingle, que l'on peut suivre jusqu'au périoste ; il paraît y adhérer, et il est facile de l'isoler par la dissection. Le périoste paraît sain dans toute son étendue, du reste la phalange, dépouillée de ses parties molles, ne semble pas avoir beaucoup augmenté de volume.

Par une première coupe verticale, on sépare la phalange en deux parties ; la moelle osseuse est rouge, de consistance presque normale, la cavité médullaire est un peu élargie, et les parois osseuses qui la circonscrivent sont amincies.

Par une seconde coupe, on voit très manifestement que le bourgeon qui a été signalé à l'extérieur de l'os se continue avec le contenu du canal médullaire à travers une perte de substance très-peu étendue de la partie latérale de la diaphyse ; elle ne mesure guère que un à deux millimètres.

Ce fait est d'autant plus concluant que le reste de la phalange, présente, macroscopiquement un aspect normal ; le périoste, avons-nous dit, ne paraît nullement altéré sauf dans le point où il donne passage à la fongosité intra-médullaire signalée plus haut.

La maladie serait donc dans ce cas d'un degré beaucoup moins avancé que dans les deux autres os précédemment décrits. — Son point de départ dans une lésion très-circonscrite de la moelle osseuse, primitivement atteinte, ne nous paraît pas douteux. — Les surfaces articulaires correspondant à la phalange sont absolument saines.

IV. *L'examen des viscères et du cerveau* a donné des résultats intéressants dont nous ne donnons ici que le résumé.

1° Dans le poumon droit, noyau caséeux de la grosseur d'une noix au centre du lobe inférieur. — Infiltration tuberculeuse de ce même lobe et adhérences pleurales.

Dans le poumon gauche, infiltration tuberculeuse généralisée dans le lobe inférieur ; lobe supérieur sain.

Rien d'anormal dans le cœur.

La face supérieure du foie est parsemée de tubercules en voie de ramollissement siégeant sous le feuillet viscéral du péritoine.

Cerveau : issue d'une quantité considérable de liquide à l'ouverture de la cavité crânienne ; hydropisie et dilatation énorme des ventricules latéraux ; ramollissement de la pulpe cérébrale.

A la partie interne de la calotte crânienne, trois tumeurs de la grosseur d'œufs de pigeons ; non adhérentes au tissu cérébral, paraissant s'être développées dans la dure-mère ; l'une siége à la face interne du pariétal gauche ; les deux autres symétriquement placées dans les deux fosses occipitales.

Toutes les trois sont formées d'une substance caséeuse, jaunâtre, molle, recouvertes par une mince membrane fibreuse qui paraît dépendre de la dure-mère.

*Examen histologique fait au laboratoire de M. le professeur Vulpian par M. Déjerine, interne des hôpitaux.* — Le bourgeon, constaté au niveau de l'index droit, est constitué par du tissu embryonnaire qui se continue à l'intérieur de l'os par une petite perforation ; nous n'avons pas observé de myéloplaxes. Le tissu osseux des phalanges a été examiné par différentes méthodes à l'état frais et après décalcification.

A l'état frais, les trabécules des extrémités de l'os ont été détachées, plongées dans le carmin et montées ensuite dans la glycérine après action de l'acide chlorhydrique au 1/10e. — Sur des préparations ainsi obtenues, on pouvait partout constater l'intégrité complète du tissu osseux aussi bien de la substance fondamentale que des ostéoplastes qui étaient parfaitement normaux. D'autres préparations ont été obtenues après avoir usé les lamelles osseuses entre deux pierres ponces, et les avoir colorées au carmin ; comme dans les précédentes, le tissu osseux était parfaitement normal.

Les séquestres ont été examinés et n'ont pas présenté les altérations que l'on constate dans les séquestres produits par l'ostéite condensante, c'est-à-dire l'éburnation du tissu osseux par dépôts successifs de nouvelles couches osseuses à l'intérieur des canaux de Havers aboutissant à l'oblitération de ces derniers. Les séquestres, au contraire, étaient minces, poreux, assez fragiles; examinés d'après les différentes méthodes précédemment indiquées, ils n'ont pas présenté au microscope d'altérations appréciables.

Après avoir décalcifié les os malades dans l'acide picrique, nous avons fait des coupes longitudinales et transversales et nous avons toujours observé un état normal du tissu osseux de la phalange, soit de son corps, soit de ses extrémités, sauf sur le point où le bourgeon charnu faisait hernie au dehors. A ce niveau l'os était perforé dans une étendue de 0,001 mm. à 0,002 mm. de diamètre, mais nous n'avons pu suivre le mode de développement de l'altération osseuse en ce point; en tout cas il ne s'agit pas d'un processus analogue ou identique à la carie; nous pouvons être très-affirmatif à cet égard, car nulle part, ni sur les bords de la perforation ni plus loin dans le corps de l'os, *nous n'avons trouvé aucun des caractères assignés à la carie par Ranvier*, en particulier la transformation graisseuse des corpuscules osseux. Nous avons dit plus haut que les séquestres que nous avons examinés n'avaient aucun des caractères de ceux que l'on observe sur les os en voie de carie et qui sont éliminés au dehors par une véritable ostéite périphérique. Le mode de production de la perforation ne nous paraît donc pas jusqu'à présent, dans les deux cas que nous avons observés, pouvoir être attribué à la carie.

De même que le tissu osseux, le *périoste* n'est pas altéré si ce n'est au niveau de la perforation : en cet endroit, il est épaissi et perforé et la moelle sous-périostique est revenue à l'état embryonnaire.

Comme on le voit, cette lésion du périoste est très-localisée et évidemment secondaire.

L'*examen de la moelle osseuse* du corps et des extrémités de l'os a été fait soit à l'état frais, soit à l'état dur, après décalcification dans l'acide picrique; les bourgeons et les fongosités sont, comme nous l'avons dit, formés de tissu embryonnaire et, par conséquent, très-vasculaires; ils se continuent à travers la perforation de l'os, avec la moelle intra-osseuse, qui, dans les parties voisines de la perforation, présente des signes d'altération très-évidente : les médullocelles y sont rares, et on y trouve une grande quantité de noyaux se colorant vivement par le carmin; à mesure que l'on s'éloigne du point malade, la moelle reprend peu à peu ses caractères normaux;

nous avons cependant été frappé de la grande quantité de noyaux que l'on y rencontre, et qui ferait songer à un état irritatif de toute la moelle intra-osseuse. Peut-être aussi cet état particulier se rencontre-t-il pendant le jeune âge dans la moelle osseuse des phalanges, qui sont alors, comme on le sait, dans un état de vie plus active que plus tard.

Les *cartilages* épiphysaires sont absolument sains, il en est de même des cartilages diaphyso-épiphysaires sur lesquels on pourrait suivre, comme sur un os sain, les différentes phases de l'ossification physiologique.

### Observation III (Personnelle).

**Spina ventosa ulcéré du petit doigt de la main droite. Résection sous-périostée de la phalange malade.**

Zoé Michaux, âgée de 6 ans, entre le 16 avril 1877 dans le service de M. Lannelongue (salle Sainte-Eugénie, n° 15).

Cette enfant a eu étant plus jeune quelques manifestations scrofuleuses : de la gourme et des maux d'yeux.

Son père et sa mère se portent bien. Une de ses sœurs est affectée d'adénites strumeuses suppurées.

Le début de la maladie a eu lieu il y a trois semaines sans cause connue et sans réaction douloureuse. On a vu que son doigt devenait gros ; la peau ne s'est ulcérée que deux jours avant son entrée.

*Etat actuel.* — La première phalange de l'auriculaire gauche est notablement tuméfiée. Le doigt malade mesure à la partie moyenne de cette phalange sept centimètres de circonférence, tandis que la mensuration pratiquée au même point sur l'autre main ne donne que trois centimètres.

La peau qui recouvre la tumeur est rouge et amincie ; au niveau de la partie externe du petit doigt se trouve une ulcération peu profonde, arrondie, à fond gris rosé, donnant issue à un pus séreux et mal lié. — En y introduisant un stylet on arrive sur l'os qui est dénudé dans une étendue assez considérable. L'instrument peut facilement passer de la partie antérieure à la partie postérieure de l'os qui est par conséquent séparé des parties molles qui le recouvrent.

Les articulations correspondant à la première phalange paraissont saines. Leurs mouvements sont pourtant moins étendus qu'à l'état normal, ce qui tient probablement à la gêne qu'éprouvent les tendons extenseurs et fléchisseurs.

Le gonflement et la rougeur des parties molles, plus marqués du côté de la flexion, s'étendent un peu à la paume de la main, jusqu'au pli articulaire inférieur environ.

Pas de douleur spontanée, mais la pression et les mouvements la provoquent.

*Traitement.* — Huile de foie de morue, sirop d'iodure de fer, pansement des ulcérations avec la solution de chloral au 100e.

Le 28 avril, M. Lannelongue pratique la résection sous-périostée de la phalange malade. L'hémostase complète est obtenue avec la bande élastique; l'enfant est chloroformée.

Une incision est pratiquée au côté interne du petit doigt, tout le long de la première phalange. A travers les fongosités et les parties molles tuméfiées on arrive sur l'os malade qu'on trouve nécrosé en totalité.

Le périoste est épaissi, rougeâtre et comme fongueux, on le décolle en avant et arrière avec la plus grande facilité jusqu'aux cartilage épiphysaire en haut et au cartilage diarthrodial en bas; ceux-ci étant mis à découvert, une fois la phalange enlevée, on reconnaît qu'ils sont parfaitement sains à leur couleur blanche et à leur résistance. En somme, on enlève toute la diaphyse de la première phalange en respectant le périoste ainsi que les parties articulaires qui sont saines.

La plaie est lavée avec soin avec la solution phéniquée au 40e; on immobilise le doigt sur une petite attelle de gutta-percha et on panse à l'acide phénique.

Le 29. L'enfant n'a pas souffert et n'a pas de fièvre, la plaie suppure modérément.

5 mai. La plaie a bon aspect; gonflement modéré, douleur nulle, suppuration peu abondante. L'enfant quitte l'hôpital sur la demande de ses parents, mais on le ramène tous les jours à la consultation,

Le 10. Les pansements à l'eau phéniquée ont été faits régulièrement. Aujourd'hui le doigt a bon aspect; gonflement beaucoup moindre, la suppuration est presque nulle.

Le 20. La cicatrisation est complète; le doigt est encore un peu volumineux à sa base.

Le 29. La première phalange est toujours assez volumineuse,

mais on sent que l'os paraît s'être reformé. Les mouvements communiqués de la première phalange sont faciles. En dedans la peau est un peu rouge.

5 juin. On sent sur la continuité du doigt une résistance demi-solide qu'on ne pourrait pas encore appeler un os, mais qui paraît être un os en voie de formation; cette phalange est d'un volume comparable à celui des autres; peut-être un peu supérieur. Les mouvements communiqués sont très-faciles ; les mouvements volontaires encore très-peu étendus.

### Observation IV (Personnelle).

Spina ventosa ulcéré de la première phalange du médius gauche, évidement sous-périosté.

Marie Legru, âgée de 8 ans, entre le 9 avril 1877 dans le service de M. Lannelongue, salle Sainte-Eugénie, lit n° 4. Cette enfant paraît jouir d'une santé parfaite, ses joues sont colorées, ses chairs fermes, elle ne présente aucune trace de scrofule, ni ganglions, ni affections cutanées. Elle a du reste toujours vécu dans d'excellentes conditions hygiéniques, elle a été élevée à la campagne au couvent des sœurs de Saint-Méry. — Elle n'a jamais été malade, sa mère est morte de la poitrine, son frère vit encore et se porte bien.

Le début de l'affection qui la fait entrer à l'hôpital remonte à un an environ. Sans qu'elle puisse en indiquer la cause, elle aurait vu son médius de la main gauche augmenter progressivement de volume, sans qu'elle ressentît aucune douleur et sans qu'elle éprouvât aucune gêne notable dans les mouvements du doigt. Aussi, les personnes qui entouraient l'enfant n'accordèrent-elle aucune attention à un mal si bénin en apparence, jusqu'à ce que le point tuméfié se fût ulcéré spontanément, deux mois avant son entrée environ. L'indolence persistait, mais, comme l'ulcération augmentait de jour en jour, on nous amena l'enfant; au moment de son entrée, salle Sainte-Eugénie, nous constatons l'état local suivant :

La première phalange du médius de la main gauche présente une augmentation de volume qui frappe tout d'abord et qui paraît parfaitement limitée à la longueur de cet os. Du côté sain la circonférence de la première phalange est de 0m,05 cent., du côté malade elle est de 0,08 cent. Au niveau de la partie tuméfiée, la peau est rouge, luisante, tendue, tandis que celle qui recouvre la phalangine et la phalangette a son aspect normal, ainsi, du reste, que la peau de la face dorsale et de la face palmaire de la main.

Sur le côté externe de la phalange, on constate une ulcération peu profonde, arrondie, à bords déchiquetés et à fond rouge grisâtre, saignant facilement. Un stylet introduit dans l'ulcération pénètre sans difficulté jusqu'à l'os que l'on trouve dénudé sur une petite étendue. En suivant avec l'instrument le gros bourgeon qui forme le fond de l'ulcération, on arrive dans une cavité inconscrite par un rebord osseux régulier et de laquelle la masse fongueuse paraît manifestement sortir. — Cette exploration est un peu douloureuse et donne lieu à un écoulement sanguin assez considérable.

La lésion de la peau symptomatique de l'altération osseuse et qui ne dépasse pas les limites de l'os malade, faisait pressentir que la phalange seule était atteinte : en effet, lorsqu'on examine plus sérieusement les os, on voit que le troisième métacarpien, la phalangine et la phalangette, n'ont subi aucune altération appréciable par la palpation : leur volume, leur forme, la sensation que l'on éprouve en les explorant, sont les mêmes que ceux des autres doigts ou du médius de l'autre main qui sont parfaitement sains.

Les articulations des diverses pièces osseuses du côté malade jouissent des mouvements communiqués d'extension et de flexion sans que l'enfant accuse de la douleur. La malade peut, du reste, étendre et fléchir elle-même son doigt, mais d'une façon très-incomplète, ce qui est fort probablement dû à l'inflammation des gaînes tendineuses.

15 avril. A la suite de l'exploration avec le stylet, il s'est produit quelques phénomènes inflammatoires : douleur, gonflement plus prononcé du doigt, un peu de fièvre, rougeur de la peau jusque dans la paume de la main ; des bains émollients et quelques cataplasmes ont apaisé ces accidents en deux ou trois jours.

Le 25. Etat stationnaire; la suppuration qui était médiocrement abondante a un peu augmenté.

Le 25. M. Lannelongue pratique l'évidement sous-périosté de l'os malade. L'enfant ayant été chloroformée, on commence par anémier complètement le doigt sur lequel on va opérer par le procédé d'Esmarch. Une bande de caoutchouc de 0,03 cent. de large est enroulée depuis l'extrémité du doigt jusqu'à sa racine, puis dans la paume de la main et jusqu'au poignet. Une fois enlevée, le doigt est absolument blanc, exsangue ; l'hémostase a dù reste été absolue pendant tout le cours de l'opération.

Une incision est pratiquée sur la face externe de la première phalange dans toute sa longueur ; après avoir traversé les fongosités épaisses qui recouvrent toute la face latérale de cet os, on arrive sur le périoste qui est trouvé épaissi et comme fongueux : on l'incise sur toute sa longueur et on le détache facilement de l'os sur une petite étendue ; le décollement une fois pratiqué avec une spatule suivant sa face palmaire et sa face dorsale, — on introduit la petite extrémité de l'instrument dans l'ouverture qui existe au niveau de la face externe de la phalange ; on arrive ainsi dans la cavité médullaire. Le tissu osseux qui la circonscrit est très-mou et très-friable, il se laisse détacher avec la plus grande facilité. On pratique ainsi la rugination de la diaphyse dans toute sa longueur : à la fin la cavité n'est plus formée que par la face interne du périoste et une mince couche de tissu osseux qui y est adhérente. On retire ainsi et à plusieurs reprises, une sorte de détritus, formé soit par les fongosités, soit par la moelle osseuse convertie en un tissu diffluent blanc jaunâtre, soit par des parcelles de l'os malade. On évite avec soin les extrémités articulaires de la première phalange et les gaînes tendineuses.

L'évidement de l'os étant ainsi complètement pratiqué, on enlève la bande élastique : une hémorrhagie assez abondante, mais en nappe, se produit, on s'en rend facilement maître par la compression avec de la charpie, après lavage préalable de la plaie avec une solution phéniquée au 1/40e.

Le doigt est immobilisé sur une attelle en gutta-percha, taillée et ramollie de façon à se mouler le plus exactement possible sur l'organe opéré ; cette attelle remonte jusqu'au milieu de l'avant-bras, on la fixe avec des bandelettes de diachylon.

1er mai. La plaie a bon aspect ; suppuration modérée ; pas de fièvre ; pas de douleurs. Pansements quotidiens avec solution phéniquée.

Le 5. Le gonflement de la partie malade est toujours assez considérable, mais la plaie est belle, et suppure peu, état général excellent ; l'enfant commense à se lever, ne souffre pas.

Le 12. Bourgeonnement très-actif qui nécessite plusieurs cautérisation au nitrate d'argent.

Le 24. Cicatrisation presque complète ; toute trace d'inflammation a disparu ; la première phalange, quoique encore notablement tuméfiée, a cependant un peu diminué de volume.

1er juin. Même état.

Le 15. Le gonflement de la première phalange a diminué; les mouvements communiqués sont faciles, et ne s'accompagnent pas de douleur. Somme toute, amélioration, mais la guérison n'est pas encore complète.

### Observation V (Personnelle).

**Ostéo-périostite du premier métacarpien gauche avec abcès symptomatique, prise pour un spina ventosa. Autopsie**

Le 21 avril, Eulalie Marcheti, âgée de 25 mois, est présentée à la consultation de Sainte-Eugénie. Son père et sa mère sont bien portants; ils ont eu 7 enfants dont 4 garçons pleins de santé et 3 filles qui sont scrofuleuses, à des degrés plus ou moins prononcés.

L'enfant qu'on nous présente porte des stigmates nombreux de la diathèse : impétigo du cuir chevelu, adénites sous-maxillaires; conjonctivite et blépharite ciliaire rebelles; cicatrice d'abcès froid à la jambe gauche.

Le début de l'affection actuelle remonte à trois semaines environ; la tumeur a acquis progressivement le volume relativement énorme qu'elle présente aujourd'hui. Il n'y a pas eu de douleurs vives si ce n'est dans ces derniers jours où elle a pris les caractères d'un abcès chaud. En effet, toute la région de la face dorsale de la main gauche correspondant à l'espace triangulaire qui sépare le premier du second métacarpien ainsi que la région thénar à la face palmaire sont occupés par une tumeur arrondie, molle, fluctuante, assez nettement limitée et de la grosseur d'un œuf de poule. A ce niveau, la peau est lisse, rouge, tendue. La palpation est douloureuse et donne la sensation d'une fluctuation manifeste.

Le pouce a conservé son aspect normal; la rougeur et le gonflement s'arrêtent très-nettement à sa racine. La présence de cet appendice absolument sain, d'une coloration normale qui surmonte la tumeur inflammatoire que nous avons décrite lui donne un aspect tout spécial. Les mouvements de l'articulation carpo-métacarpienne ont gardé toute leur liberté et toute leur étendue.

Nous pratiquons, séance tenante, une incision de 2 centimètres environ sur la face dorsale et au centre de la tumeur au niveau de la partie moyenne de l'espace intermétacarpien. Une cuillerée de pus environ s'en échappe; ce liquide a tous les caractères du pus d'un abcès chaud : il est d'un jaune verdâtre, bien lié, nullement odorant. Un stylet introduit dans l'ouverture, conduit jusque sur le premier métacarpien, qui n'est dénudé que sur une étendue de 1 centimètre environ au niveau de sa face antérieure. L'os qui n'était pas accessible à la palpation, à cause de la présence de l'abcès, est trouvé, après son ouverture, très-tuméfié et très-dur dans toute son étendue. — Cataplasmes.

Le 25. Même état; du pus s'écoule toujours par l'incision, il est phlegmoneux et mélangé à un peu de sang. Le gonflement paraît avoir diminué. La douleur est moindre.

10 mai. Dans les premiers jours du mois de mai, l'enfant a contracté dans la salle une rougeole qui, après avoir paru bénigne, se complique aujourd'hui d'une gangrène étendue de la vulve et de l'anus. — Cautérisation au fer rouge.

Le 15. L'enfant est très-affaiblie, elle est en proie à une fièvre intense. Les parties gangrenées sont le siége d'un écoulement sanieux fétide. Etat stationnaire de l'affection primitive.

Le 17. L'enfant meurt dans la soirée.

*Autopsie* trente-six heures après la mort.

Le pouce est enlevé en entier et l'on constate les lésions suivantes :

Les muscles de l'éminence thénar sont infiltrés, jaunâtres. L'articulation carpo-métacarpienne est en parte détruite, pleine de pus. L'épiphyse du premier métacarpien est décollée.

Le périoste est considérablement épaissi et se laisse très-facilement décoller sur toute la longueur de la diaphyse de l'os ; il a pris un aspect fongueux, surtout à sa face interne. Entre l'os et lui, on trouve une notable quantité de pus.

Le premier métacarpien est à nu dans toute son étendue ; l'os est d'un blanc mat, et à sa surface, on constate à l'œil nu les orifices considérablement dilatés des canaux de Havers dont il est comme criblé. Fendu suivant sa longueur, l'os est trouvé très-friable. La cavité médullaire paraît augmentée ; les lames de tissu compacte qui la circonscrivent sont d'une telle minceur, qu'elles sont translucides.

La moelle a complètement disparu ; le canal médullaire est traversé par quelques travées osseuses très-amincies; à l'extrémité inférieure de ce canal, on trouve quelques gouttelettes de pus jaunâtre et épais.

Le métacarpien se détache avec la plus grande facilité de son cartilage diarthrodial inférieur qui, du reste, paraît sain. L'articulation métacarpo-phalangienne est intacte et la première phalange du pouce ne présente aucune lésion.

Infiltration générale de granulations tuberculeuses en voie de ramollissement dans les deux poumons.

Foie énorme, jaunâtre, manifestement graisseux.

### Observation VI (Personnelle).

Spina ventosa de la première phalange de l'annulaire droit. Récidive. Allongement du doigt malade. Guérison.

Le 25 avril 1877, entre dans le service de M. Lannelongue, le nommé Julien Duval, âgé de 14 ans et 8 mois. Son père et sa mère sont bien portants; il a six frères et sœurs qui n'ont jamais été malades; lui-même n'a jamais présenté de signes bien marqués de scrofule, aujourd'hui, on n'en découvre pas de traces; c'est un grand garçon, un peu pâle, mais bien constitué et paraissant jouir d'une bonne santé.

L'an dernier, à pareille époque, il aurait été atteint d'une affection en tout semblable à celle qu'il présente aujourd'hui; progressivement la première phalange de son annulaire droit aurait augmenté de volume, sans cause appréciable et sans douleur ni gêne dans les mouvements. Au bout de deux mois, et sous l'influence de badigeonnages répétés à la teinture d'iode, le gonflement avait complètement disparu, et le malade pouvait reprendre son état d'apprenti bijoutier. Le doigt, au dire du malade qui est fort intelligent, présentait absolument le même volume que l'autre après cette première atteinte; la guérison s'est maintenue pendant huit mois.

Au bout de ce temps, et toujours sans que le malade puisse en indiquer la cause, le doigt a de nouveau été le siége d'une tuméfaction progressive et indolente : aujourd'hui, la phalange primitivement affectée a subi une augmentation de longueur et de volume dont on pourra se rendre compte par les mensurations suivantes :

| | Côté sain : | Côté malade : |
|---|---|---|
| Longueur de la 1re phalange, | 0m046 mill. | 0m050 mill. |
| Longueur totale du doigt, | 0m09 cent. 3/4. | 0m10 cent. |
| Circonférence de la phalange, | 0m055 mill. | 0m10 cent. |

L'annulaire malade et le médius, comparés l'un à l'autre, paraissent exactement de la même longueur.

Les mouvements communiqués sont indolents. Les mouvements volontaires d'extension très-limités pour la première phalange, le sont un peu moins pour les deux dernières. Le doigt dans son entier est dans un état de demi-flexion permanente.

La peau paraît saine; l'os que l'on sent par la palpation notablement tuméfié dans toute sa longueur, ne paraît séparé de la peau que par des tissus qui n'ont pas subi d'altération ni d'hypertrophie; un fait qui nous frappe, c'est qu'au niveau de la phalange malade, les battements des artères collatérales sont beaucoup plus nettement perçus que sur les doigts sains. La base de la seconde phalange paraît avoir un peu augmenté de volume, du reste, l'articulation palangienne n'est pas absolument saine, on y perçoit quelques légers frottements; l'indolence est du reste complète.

Traitement: huile de foie de morue, iodure de potassium 0,50 gr. par jour; bains sulfureux, badigeonnages à la teinture d'iode.

10 mai. Pas de changement notable; 1 gr. d'iodure de potassium.

Le 15. Le gonflement paraît avoir un peu diminué.

Le 29. Amélioration très-marquée; la circonférence du doigt malade ne mesure plus que 0 m. 08 cent. Sa longueur comparée au médius paraît également avoir diminué. — 1 gr. 50 d'iodure de K.

5 juin. Le malade quitte le service; le doigt est presque revenu à son volume normal, et accomplit sans aucune gêne tous les mouvements: le malade demande à reprendre son métier; nous l'engageons à attendre encore une quinzaine de jours.

### Observation VII.

Spina ventosa du troisième métacarpien, guéri avec atrophie de l'os.

Le 26 avril 1877 on nous présente à la consultation l'enfant Hubinet, âgé de 3 ans, ne présentant pas actuellement de signes de scrolule, issu de parents sains. Sa mère a eu 3 fausses couches avant sa naissance.

Il y a un an, l'enfant a présenté, au niveau de la main droite, un gonflement considérable, qui s'est terminé par ouverture spontanée, ulcération et suppuration; un traitement antiscrofuleux et des badigeonnages fréquents à la teinture d'iode ont amené, au bout de six mois, la guérison de ces accidents. Aujourd'hui nous constatons, au niveau de la main, une cicatrice profonde et adhérente à l'os, gênant les mouvements d'extension du doigt correspondant. Ce qu'il y a de remarquable dans ce cas, c'est que l'os malade, et que l'on peut considérer maintenant comme guéri, est le siége d'une atrophie assez prononcée; non-seulement il n'y a plus de gonflement, mais la tête du premier métacarpien qui a l'état normal doit être sur la même ligne que les autres, est pour ainsi dire enfoncée entre les deux os voisins; pour nous rendre compte de cette disposition, nous traçons avec une plume sur la peau des traits à l'encre au niveau des interlignes articulaires métacarpo-phalangiens. Le trait qui correspond à la troisième articulation est de 1 centimètre et demi au-dessus des autres. La première phalange du médius, qui du reste paraît avoir conservé son volume et sa longueur ordinaire, est comme enclavée entre le deuxième et le quatrième métacarpien.

Depuis quatre ou cinq mois, le troisième métacarpien de la main gauche est pris d'une affection semblable à la première. Aujourd'hui nous constatons un gonflement uniforme de l'os, sans altération des surfaces articulaires, et sans ulcération de la face qui a son aspect normal.

Indolence absolue, pas de cause occasionnelle; le gonflement est survenu spontanément.

### Observation VIII (Personnelle).

**Spina ventosa du deuxième métacarpien chez un enfant tuberculeux, consécutif à un traumatisme.**

Le 13 mars 1877, entre à la salle Napoléon, lit n° 40, le nommé Eugène Pénicis, âgé de 13 ans; c'est un enfant assez chétif, grand pour son âge, et qui présente des signes non douteux de phthisie pulmonaire au second degré; son père est bien portant, sa mère est morte l'an dernier d'une affection de la poitrine (?) qui aurait duré trois mois; il a deux frères et une sœur qui n'ont jamais été malades. Depuis un an il tousse facilement, ses ongles sont hippocratiques, il transpire le soir, et a maigri depuis quelque temps.

Il n'a jamais eu d'hémoptysies.

A la percussion on constate une matité absolue sous la clavicule gauche; à droite sonorité normale.

A l'auscultation, craquements humides sous la clavicule gauche et dans la fosse sus et sous-épineuse ; souffle en avant.

Au mois d'octobre dernier son maître d'école lui donna sur la main droite un coup de bâton : quelques jours après il survint du gouflement, de la douleur ; au bout d'un mois il s'est formé sur le dos de la main une tumeur assez volumineuse ; un médecin l'ouvre avec un bistouri, il en sort une quantité assez considérable de pus. A partir de ce moment cet enfant porte sur la face dorsale de la main, un peu au-dessous de la tête du deuxième métacarpien, une ulcération qui ne s'est pas cicatrisée et a continuellement suppuré ; au moment de son entrée à l'hôpital, elle a acquis une grandeur d'une pièce de vingt sous, ses bords sont violacés, épais, décollés. Son fonds est rempli par un gros bourgeon gris-noirâtre, qui en occupe le centre ; tout autour se trouvent des fongosités un peu plus pâles ; entre les deux masses fongueuses existe un sillon qui permet de circonscrire avec le stylet le premier bourgeon, l'instrument arrive sur l'os, qui n'est dénudé en aucun point.

La suppuration est assez peu abondante, et a mauvais aspect, pus grisâtre, séreux, mal lié. La douleur est nulle, soit spontanément soit pendant l'exploration ; cependant si on presse un peu sur le métacarpien malade on sent que son volume est notablement augmenté, et on y réveille la douleur.

L'articulation métacarpo-phalangienne paraît saine si on en juge par les mouvements communiqués qui s'accomplissent librement et sans souffrance dans tous les sens. La première phalange de l'index a son volume normal, et ne paraît pas malade ; les mouvements volontaires sont beaucoup plus limités ; le doigt est dans un état de demi-flexion permanente, et ce mouvement peut s'effectuer encore dans une certaine mesure. L'extension est presque nulle pour la première phalange ; à peine possible pour les deux autres.

Depuis l'entrée du malade dans le service jusqu'à la fin d'avril, l'état local et l'état général sont restés stationnaires ; il prend de l'huile de foie de morue et du vin de quinquina.

### Observation IX (Personnelle).

**Spina ventosa multiples des deux mains.**

Le 16 avril 1877 on nous présente à la consultation de Sainte-Eugénie la nommée Hélène Bosse, âgée de 20 mois. Son père est bien portant ; sa mère souffre d'une tumeur abdominale (?) qui a apparu il y a six ans et qui continue à se développer.

L'enfant est née à terme ; pendant trois mois elle a été nourrie par sa mère, puis au biberon par une mercenaire qui la laissa dépérir pendant six semaines ; la mère reprit son enfant avec elle au bout de ce temps, et continua l'allaitement artificiel mais avec un lait de provenance sûre ; sous l'influence de ce bon traitement l'enfant revint rapidement à la santé et n'a jamais été malade depuis.

Il y a trois mois on remarqua que la première phalange de ses doigts prenait une forme anormale, et que la peau était violacée et marbrée. On n'y fit aucune attention, mais bientôt, voyant que le gonflement augmentait et tendait à se généraliser aux autres doigts, les parents se décident à venir consulter.

On constate que les deux mains sont le siége de spina ventosa multiples dont voici la disposition détaillée :

*Main droite :* Le *cinquième* doigt est normal.

La première phalange du *quatrième* présente un gonflement fusiforme assez notable ; les autres phalanges n'ont rien.

La première phalange du *médius* est tuméfiée, la seconde également mais à un moindre degré et sur la face dorsale principalement.

La première et la deuxième phalange de l'*index* présentent un gonflement beaucoup moins marqué.

Enfin la première phalange du *pouce* a subi une augmentation assez notable de volume.

En somme, ce sont les trois doigts médians qui sont le plus malades : le quatrième, remarquable par le volume de la tumeur, le second par l'étendue de la lésion (deux phalanges prises).

La peau qui recouvre les doigts malades sur leur face dorsale est peu altérée ; elle a perdu un peu de sa mobilité sur les parties profondes, elle a une coloration blanc-mat, sillonnée de quelques arborisations vasculaires violacées. Au niveau de leur face palmaire, elle est presque normale.

Les métacarpiens ne paraissent pas malades ; le second seul présente un gonflement assez peu prononcé mais appréciable par la palpation.

La *main gauche* présente les mêmes altérations, aux mêmes phalanges mais à un degré moindre ; le médius et l'auriculaire seuls sont malades ; le deuxième et le cinquième métacarpien sont un peu tuméfiés.

Rien aux pieds ni aux autres parties du squelette.

### Observation X (Personnelle).

Spina ventosa du premier métatarsien gauche.

Le 15 mai 1877 nous voyons à la consultation l'enfant Simon Marie, âgée de trois ans et demi.

Sa mère, qui nous l'amène, est une petite femme maigre, d'une constitution faible, mais ne présentant pas de symptômes de scrofule, de tubercules ni de syphilis. Le père est également bien portant; ils ont eu sept enfants dont quatre sont morts de bonne heure; les deux autres, plus âgés que l'enfant dont il s'agit, n'ont jamais été malades.

Notre petite malade a eu de la gourme, aujourd'hui elle ne présente pas de caractères très-prononcés de scrofule ; pas d'adénites.

Le début de l'affection qui nous l'amène remonte à un an et demi; c'est la première fois que sa mère consulte un médecin ; en effet, l'enfant ne souffrait absolument pas, marchant toute la journée, sautait et se livrait aux jeux de son âge sans fatigue et sans ressentir de souffrances. Et cependant la tuméfaction de la partie interne de son pied gauche augmentait tous les jours, surtout le soir après la marche. Il y a quinze jours, une ulcération que la mère attribue à une chaussure mal faite, s'est produite sur la face dorsale du pied.

Aujourd'hui nous constatons un gonflement considérable de toute la région correspondant au premier métatarsien : il y a là une véritable tumeur de la grosseur d'un œuf de poule, à son niveau la peau est rouge, brunâtre, la pression n'y réveille aucune douleur.

Au niveau de cette tumeur se trouve une ulcération assez nettement arrondie, grande comme une pièce de 20 centimes, peu profonde et à fond grisâtre rempli par des fongosités. Avec le stylet on n'arrive nulle part sur un os dénudé. Les articulations correspondantes sont saines.

Comme nous l'avons dit la douleur est nulle ; nous faisons marcher l'enfant devant nous, et elle ne boîte absolument pas.

## Observation XI.

**Altération des os, d'apparence strumeuse, chez un enfant tuberculeux (Communiquée par M. le professeur Parrot (1).**

Auguste Pain, âgé d'un an, entre le 1er juillet 1873, à l'infirmerie de l'hospice des Enfants-Assistés. C'est un enfant d'apparence chétive, dont les téguments sont décolorés et qui présente des signes non douteux de scrofule. Sur la joue gauche, on constate une plaque cicatricielle violacée, sillonnée de lignes blanches; au niveau de cette plaque qui est de la largeur d'une pièce d'un franc, on remarque plusieurs petits pertuis d'où s'échappe une matière séro-purulente.

Sur la face dorsale de la main droite, on constate un épaississement assez considérable siégeant au niveau du deuxième métacarpien; il résulte de la présence d'une petite tumeur arrondie, saillante, violacée à sa base, ulcérée à son sommet et recouverte d'une croûte.

La première phalange du médius est notablement tuméfiée; les deux autres ont leur apparence normale; l'articulation métacarpo-phalangienne paraît saine. Au niveau de la partie externe de la phalange malade, se trouve une ulcération dont le fond est rempli de végétations fongueuses, le centre de l'ulcération correspond à un orifice fistuleux.

A 0m01 cent. de l'articulation du coude, la face interne du cubitus est le siége d'une tuméfaction analogue, arrondie, d'une dureté un peu moindre que celle du tissu osseux normal, et adhérente à la face profonde de la peau.

A la face dorsale du pied, à 1 centimètre et demi de la racine des troisième et quatrième orteils, ulcération arrondie, violacée à sa périphérie, de la grosseur d'une pièce de 20 centimes et correspondant à un orifice fistuleux par lequel on arrive sur les os altérés.

On soumet l'enfant à un régime tonique et on lui donne 25 centigrammes de d'iodure potassium par jour.

(1) Les pièces décrites dans cette intéressante observation, ont été présentées à la Société anatomique dans la séance du 18 juillet 1873. On trouve dans les Bulletins de la Société, 5e série, t. XVIII, p. 580, le résumé de l'observation et de la discussion qui l'a suivie.

La mort a lieu le 15 juillet à 2 heures du matin, après un état convulsif qui a duré plusieurs heures.

Autopsie, 9 heures après la mort.

Dans les deux poumons, infiltration tuberculeuse généralisée ; ulcérations tuberculeuses de l'intestin ; dégénérescence caséeuse des ganglions du cou.

*Altérations osseuses.* Sur le frontal gauche, au-dessus de la voûte orbitaire, à 12 millim. de la suture coronale, on voit sous le périoste une rainure profonde de 2 millim. environ, de 3 ou 4 de large, sur 2 centim, de long. En dedans, elle se termine par un cul-de-sac, pénétrant dans l'épaisseur de l'os. Autour de cette rainure, le tissu osseux est jaunâtre, plus poreux, plus mou ; il paraît un peu injecté ; la cavité est remplie par un tissu jaune grisâtre qui se laisse facilement enlever en bloc, et forme une masse parfaitement indépendante et allongée, assez dure et assez résistante ; ce tissu d'apparence fibroïde, est examiné au microscope à l'état frais sur une coupe faite avec des ciseaux courbes ; il paraît constitué par des aréoles sphéroïdales à parois fibreuses, et contenant des cellules et des noyaux en prolifération, sur quelques points on constate un certain degré de régression graisseuse.

A part ce qui vient d'être dit, la calotte crânienne ne présente pas de lésions dans sa région antérieure ; il n'en est pas de même dans sa région postérieure : on voit sur les pariétaux quelques sillons vasculaires très-prononcés ; de chaque côté de la suture lambdoïde, couche peu épaisse d'un tissu à contour irrégulier, très-vasculaire, rugueux, de consistance osseuse. Sur l'occipital, perforation circulaire peu profonde, de 3 millim. de diamètre environ.

*Cubitus gauche.* — Au niveau de son tiers moyen, la diaphyse de l'os présente, sur une étendue de 3 centim. une tuméfaction fusiforme, à surface rugueuse, et d'une coloration rosée. Le périoste qui la recouvre est manifestement épaissi ; en avant du trou nourricier, se trouve un orifice arrondi de 4 millimètres de diamètre, un peu échancré sur un point de sa circonférence. Cette perte de substance de la diaphyse, qui rappelle celle que nous avons signalée sur le frontal, ne paraît être que l'exagération des orifices vasculaires que l'on observe à la surface de l'os malade ; elle contient du reste une substance identique à celle qui a été décrite plus haut ; cette substance adhère à la face profonde du périoste.

Une coupe verticale est pratiquée sur l'os : au niveau du point qui correspond à la lésion extérieure, c'est-à-dire sur une hauteur de 27 à 28 millim., on observe une destruction presque complète de la diaphyse : les parois de la cavité centrale très-élargie sont formées par une lamelle osseuse, mince et flexible ; dans toute cette région, elle contient un tissu jaunâtre ou ambré, tout à fait semblable à celui que nous avons décrit dans la syphilis sous la dénomination de tissu gélatiniforme, on voit quelques points gris jaunâtres ; ce qui prouve que la substance jaune est une dégénération de l'autre. Au-dessus et au-dessous, au voisinage des extrémités qui ne sont pas malades, le tissu spongieux et les autres parties de l'os ont un aspect normal. A la coupe, le tissu osseux a un aspect un peu grenu ; on n'y voit plus la tendance aux lamelles longitudinales qui existent dans les autres points ; à certains endroits, il est comme pénétré par le tissu gélatiniforme ; la matière contenue dans l'orifice dont nous avons parlé, n'est autre chose que du tissu gélatiniforme.

*Cubitus droit.* — Il présente la même lésion que le précédent, mais elle est située à sa moitié inférieure ; sur une hauteur de 30 à 32 millim., il a une forme olivaire ; à ce niveau, le tissu osseux est rouge, présente des porosités très-marquées, dont l'une située en dedans à 2 millim. de diamètre est taillée *comme à l'emporte-pièce* et contient du tissu gélatiniforme. Sur une coupe antéro-postérieure, on constate la même lésion que sur l'os précédent, mais plus étendue et plus avancée. On peut faire cette coupe à l'aide d'un scalpel, car au niveau de la partie la plus boursouflée, le tissu osseux est devenu très-mince, friable, et se laisse déprimer par la plus légère pression. Un examen attentif fait voir qu'au niveau du renflement le tissu osseux est très-raréfié, et qu'il n'y a pas là un dépôt de substance osseuse de nouvelle formation, comme on aurait pu le croire au premier abord. La diaphyse, il est vrai, est très-élargie, mais cela tient à ce qu'elle a été comme distendue, *comme repoussée de dedans en dehors*. Sur la coupe, on suit parfaitement, presque sur toute l'étendue de sa surface, les lames les plus externes de la diaphyse, mais le tissu spongieux a été complètement détruit, au moins dans les points où la lésion est le plus avancée. La lésion intra-diaphysaire occupe une hauteur de 35 millim., la masse caséeuse y domine considérablement, et le tissu gélatiniforme n'existe qu'à la périphérie En bas, la lésion est très-nettement limitée par une ligne droite. C'est là qu'existe le prolongement dont nous avons parlé et qui fait issue à l'extérieur. Là où la lésion est le plus avancée, on sépare très-aisément les parties molles gélatino-caséeuses de l'os, qui au-dessous d'elles est lisse.

*Troisième métatarsien gauche.* — Il présente une lésion qui rappelle celle des cubitus, mais qui est beaucoup plus avancée. L'os est décoloré dans sa plus grande étendue, excepté près de son extrémité postérieure. En bas et en arrière, il présente un orifice ovalaire par lequel se montre la substance molle, légèrement ambrée, déjà décrite. En avant et en haut, l'os est complètement détruit d'une manière peu régulière, sur une longueur d'un centimètre environ et sur toute sa largeur. Le cartilage de la tête du métatarsien est dénudé, et la cavité produite de la sorte est remplie par un tissu résistant un peu jaunâtre dans la profondeur, rosé au niveau de la partie libre où il se confond sur quelques points avec le périoste. Il ressemble au tissu que nous avons qualifié de gélatiniforme.

A la *main droite,* lésions identiques à celles qui viennent d'être décrites, siégeant au niveau du deuxième métacarpien et de la première phalange du médius.

*Deuxième métacarpien.* Epaississement considérable du corps de l'os ; d'une face à l'autre, il mesure 12 millim., tandis que le métacarpien du médius n'en a que 5. Sur la face dorsale, on observe une perte de substance considérable, longue de 1 centim. et large de 10 (?). La cavité très-vaste qui en résulte est tapissée par une substance gélatiniforme qui adhère à ses parois. Le tissu osseux qui les forme est rugueux, jaunâtre, offre une épaisseur de 1 millim.; le périoste lui adhère intimement; les articulations voisine ne sont nullement affectées.

*Première phalange.* Elle présente une lésion identique, mais beaucoup plus avancée ; au niveau de la perforation de la face dorsale, l'os est séparé en deux parties- le tissu osseux est d'une extrême minceur.

*Examen microscopique de la moelle osseuse.* — La masse caséeuse qui remplace la moelle est assez résistante ; il n'est pas aisé, il est même impossible de la délayer complètement dans l'eau ; on sent qu'elle est maintenue par une trame fibroïde. En un point, j'ai trouvé deux petites esquilles irrégulières de 2 millim. de long, ressemblant à des fragments d'arêtes de poissons. Ces fragments traités par les réactifs destinés à mettre en relief les cellules osseuses, on constate que celles-ci n'ont pas changé d'aspect, qu'elles ont leur forme normale, et ne présentent *aucun indice de stéatos*

*e*

Dans la moelle rouge, on constate la présence de médullocelles, dont le noyau est en général très-apparent. Les plus volumineux ont subi à un degré moyen la dégénérescence graisseuse. Dans la préparation, on voit, çà et là, de grosses gouttes huileuses dont quelques-unes présentent dans leur intérieur une cristallisation plus ou moins avancée en aiguilles, rayonnent d'un même point pour former une gerbe (acide stéarique). On voit aussi, mais en petit nombre, quelques corps fusiformes d'un petit volume à noyau ovalaire très-apparent.

a) Le tissu résistant qui reste adhérent à la face interne de l'os, quand on a enlevé la masse altérée et molle, et qui n'en est que la couche la plus externe, est essentiellement constitué par du tissu fibroïde formant çà et là des faisceaux assez volumineux. Les différentes parties n'ont du reste pas toutes le même âge. Sur les unes, en effet, on distingue nettement des éléments allongés fusiformes, groupés les uns à côté des autres; sur d'autres points ceux-ci sont moins apparents, le noyau moins net et plus allongé. Enfin, il est des points où les noyaux deviennent rares, et où on ne les distingue qu'après addition d'acide acétique.

On voit apparaître aussi quelques vaisseaux parfaitement perméables, et des noyaux de médullocelles, mais en petite quantité. Telle est aussi la texture des prolongements que le tissu malade envoie dans les orifices vasculaires et qui, sur quelques points, ont contracté des adhérences avec le périoste.

b) Si on se rapproche davantage de la masse caséeuse, on voit ces éléments se modifier un peu, et en apparaître d'autres : ceux précédemment cités semblent prendre des dimensions plus considérables; leur noyau est plus volumineux, et le corps cellulaire lui-même s'allonge et s'élargit, on y voit se dessiner de nombreux prolongements. Les corps nouveaux sont des myéloplaxes, dont quelques-unes ont des dimensions considérables, présentent à leur périphérie quelques prolongements frangés. Parmi eux, les uns ont des noyaux très-apparents et multipliés, ovalaires avec un nucléole sphérique très-éclatant; les autres sont remplis de granulations graisseuses qui masquent complètement les noyaux. Il y a des corps qui tiennent en quelque sorte le milieu entre les corps fusiformes et les myéloplaxes. Ils ont la forme des premiers plus ou moins modifiée, mais ils tendent à se rapprocher des seconds par leurs dimensions. Le noyau tend aussi à se rapprocher de celui des myéloplaxes. En outre, il y a des cellules plates très-finement granuleuses, à noyau sphéroïdal ou ovoïde, qui présentent une grande analogie avec les cellules épithéliales; quelques-unes présentent des prolongements. Dans la substance caséeuse, on retrouve ces éléments stéatosés et en partie détruits. Les myéloplaxes surtout semblent avoir moins résisté que les autres. De plus, des noyaux de granulations grasses, et des fibrilles conjonctives couvertes de particules graisseuses flottent dans la préparation.

c) Sur des coupes faites avec des ciseaux courbes, on voit aussi dans le tissu gélatino-fibreux des surfaces arrondies circonscrites par des faisceaux fibreux à noyaux, ou par des amas de corps fusiformes au centre desquels on aperçoit tantôt comme une fine poussière granuleuse ou granulo-graisseuse qui masque ce qui est au-dessous. Tantôt des amas considérables de petites cellules sphéroïdales à noyau volumineux qui tend à se composer avec le corps cellulaire. L'action de l'acide acétique rend tous ces détails très-frappants, et met surtout en évidence les corps cellulaires. Il y a une grande analogie entre cette disposition et ce que l'on observe dans les foies atteints d'hépatite interstitielle diffuse syphilitique.

M. Parrot fait suivre cette observation, que nous pouvons donner avec tous ses détails, grâce aux notes qu'il a eu l'extrême obligeance de nous communiquer des réflexions suivantes : « comme on le voit il s'agit, au point de vue clinique, de lésions scrofuleuses de la peau et des os chez un enfant tuberculeux; la lésion osseuse, morphologiquement doit être rapportée à ce que les auteurs anciens et Boyér décrivaient sous le nom de spina ventosa. »

### Observation XII (Résumée).

Spina ventosa de la première phalange du médius gauche. Autopsie. (Communiquée par M. Lannelongue).

Boniface (Louise-Emma), âgée de 8 ans; entre le 25 janvier 1876, salle Sainte-Eugénie, lit n° 27, service de M. Lannelongue.

Cette enfant présente : 1° une gibbosité cervico-dorsale, avec abcès par congestion, et atrophie musculaire des quatre membres.

et des muscles du thorax ; 2° un spina ventosa ulcéré de la première phalange du médius gauche.

Mort par épuisement le 2 mars.

*Autopsie.* — Disparition presque complète du corps de la première vertèbre dorsale ; au niveau de la gibbosité, la dure-mère présente des fausses membranes, et la moelle paraît congestionnée.

Infiltration tuberculeuse des deux poumons.

Foie : volumineux et dégénéré en graisse.

Reins : normaux.

*Autopsie du doigt.* — Sur le côté interne de la première phalange du médius gauche, il existe une ulcération fongueuse de la grandeur d'une pièce de 20 centimes. En pratiquant une coupe longitudinale suivant l'axe de la phalange malade, on voit que le canal central, considérablement élargi, est rempli par du tissu médullaire fongueux. Ces fongosités, s'échappent de la cavité par une ouverture très-nettement circonscrite et comme *taillée à l'emporte-pièce*, que l'on observe au niveau de la face interne de la phalange ; elles se continuent très manifestement avec le bourgeon extérieur.

Le diamètre transversal de la phalange est accru : le tissu osseux présente une coloration rosée ; les canalicules de Havers sont élargis. Quelques trabécules osseuses libres sont nécrosées et environnées par le pus. Le tissu de la phalange placé immédiatement sous le périoste paraît sain.

Les cartilages articulaires et les articulations correspondant à la phalange malade sont absolument respectés ;

On voit donc, que l'affection (médullite fongueuse) ne siége absolument que dans le canal médullaire, et ne dépasse pas ses limites.

Toutes les observations qui suivent et dont nous ne donnons que le résumé, nous sont personnelles, elles ont été recueillies à la consultation de l'hôpital Sainte-Eugénie, soit dans le service de M. Lannelongue, soit dans les salles de maladies chronique. C'est sur leur compulsion que reposent les conclusions statistiques que nous avons données dans le cours de ce travail.

Obs. XIII. — Louis Fouët, 17 mois, consultation du 30 avril. Adénite sous-maxillaire, abcès froids. Spina ventosa ulcéré de la première phalange du médius gauche. Début il y a deux mois environ; ulcération au bout de cinq semaines. Dénudation assez étendue de la phalange malade.

Obs. XIV. — Charles Decarli, 18 mois, consultation du 12 mai. Bonne santé habituelle; pas d'apparence de scrofule. Spina ventosa ulcéré de la première phalange du médius droit. Début il y a quatre mois. Ulcération de la peau deux jours avant le moment où nous voyons l'enfant pour la première fois. La phalange malade a pour le moins triplé de volume.

Obs. XV. — Albert Lévy, 20 mois, consultation du 18 mai, pas d'antécédents. Spina ventosa non ulcéré du premier et du troisième métacarpien; début il y a six mois. Enfant très-scrofuleux : cicatrices, adénites, abcès froids multiples. Traitement : huile de foie de morue. Sirop d'iodure de fer. Iodure de potassium, 40 gr. par jour.

Le 20 juin. Diminution très-notable de la tuméfaction.

Obs. XVI. — Charles Bernet, 22 mois. Consultation du 28 avril. Spina ventosa du troisième métacarpien de la main droite. Début il y a deux mois et demi au moment de la dentition. Enfant lymphatique; mère tuberculeuse.

Obs. XVII. — Joseph Dugolle, 2 ans; consultation du 20 avril. Impétigo du cuir chevelu. Spina ventosa ulcéré du cinquième métacarpien. Os dénudé. Date du début douteuse.

Obs. XVIII. — Alphonse Grillot, 28 mois. Consultation du 4 mai, père mort phthisique; enfant chétif, qui a souffert pendant l'allaitement; impétigo de la face. Abcès froid de la fesse.

Spina ventosa non ulcéré du troisième métacarpien de la main droite. Début il y a huit mois. Ulcéré depuis quatre mois. Os dénudé sur une petite étendue.

Obs. XIX. — Alexis Demarquet, 29 mois, enfant scrofuleux, abcès froids multiples. Sept frères et sœurs morts de méningite (?)

Spina ventosa non ulcéré de la première phalange de l'index droit. Date du début douteuse. Amélioration par l'iodure de potassium.

Obs. XX. — Louis Mériens, 2 ans 1|2. Consultation du 18 avril. Pas d'antécédents héréditaires. Abcès froid du creux poplité.

Spina ventosa non ulcéré du deuxième métacarpien de la main gauche. Début il y a six semaines. Amélioration assez rapide sous l'influence du traitement anti scrofuleux et de 0 gr. 60 d'iodure de potassium par jour. Badigeonnages ceinture d'iode.

Obs. XXI. — Georges Brossier, 3 ans. Consultation du 15 mai. Lèvre supérieure très-épaisse. Conjonctivite qui a duré deux mois.

Spina ventosa non ulcéré de la première phalangue du médius droit : début il y a 3 mois.

Obs. XXII. — Albert Jacquot, 3 ans. Consultation du 19 mai. Enfant allaité dans de très-mauvaises conditions; sœur scrofuleuse, adénites sous-maxillaires ; otorrhée ; il ne marche pas encore.

Spina ventosa non ulcéré du deuxième métacarpien de la main gauche. Début il y a trois semaines.

Obs. XXVIII.— Raphael Devillers, 3 ans, salle Napoléon, n° 24. Enfant faible, lymphatique, adénite sous-maxillaire gauche.

Spina ventosa non ulcéré de la première phalange du médius gauche.

Amélioration considérable, disparition presque complète de la tuméfaction au bout de six semaines. Traitement : huile de foie de morue, sirop d'iodure de fer, iodure de potassium à dose progressive jusqu'à 0 gr. 80 cent.

Obs. XXIV. — Joseph Gremelle, 3 ans 1|2, consultation du 26 avril ; rachitisme, adénite cervicale suppurée.

Spina ventosa du premier métacarpien : début il y deux mois, peau rouge, lisse, tendue ; menace de s'ulcérer, l'enfant n'est pas revenu.

Obs. XXV.— Victor Fouret, 5 ans, salle Napoléon, n° 18. Allaitement défectueux. Abcès froid.

Spina ventosa de la première phalange du médius gauche. Début deux mois avant son entrée ; ulcération spontanée de la face latérale de la phalange. Os non dénudé.

Quitte le service sur la demande de ses parents ; nous le perdons de vue ; état stationnaire pendant son séjour, qui n'a duré que huit jours.

Obs. XXVI. — Royer (Victor), 7 ans 1|2.

Spina ventosa du premier métacarpien droit ; ulcération de la peau trois semaines après l'apparition de la tuméfaction ; fistule persistante ; terminaison par nécrose.

Obs. XXVII. — François Gauthier, 12 ans, salle Napoléon, n° 48. Kératite double, vascularisation de la cornée.

Spina ventosa de la première phalange du pouce droit; début il y a deux mois. Ulcération de la peau et issue des fongosités au bout de six semaines ; os dénudé sur une petite étendue. Séjour de six semaines à l'hôpital. Iodure de potassium, 1 gr. par jour. Pansement avec vin aromatique. Il part pour la convalescence à la fin de juin. La fistule a disparu ainsi que le gonflement de l'os qui était considérable.

Obs. — XXVIII. — Denyse Bruneau, 14 mois. Consultation du 30 mai. Allaitement au verre. Otite chronique.

Spina ventosa non ulcéré de la deuxième phalange de l'index gauche. Début il y a cinq mois, sans cause appréciable.

La première et la troisième phalange sont absolument sains ; le volume de la deuxième phalange a doublé de volume ; à son niveau la peau est rouge, lisse, tendue. Indolence.

Obs. XXIX. — Fernande Goldberry, 17 mois. Consultation du 20 avril. Enfant lymphatique, ne présentant pas de signes manifestes de scrofule.

Spina ventosa de la première phalange de l'annulaire droit. Début il y a un mois ; indolence absolue ; mouvements libres. La peau a conservé son aspect normal au niveau de la tuméfaction.

Obs. XXX. — Madeleine Delmas, 18 mois, consultation du 13 avril. Pas d'antécédents héréditaires; enfant un peu faible, lymphatique, ne marche pas encore. Spina ventosa non ulcéré de la première phalange du médius gauche. Tuméfaction assez notable; peau rouge violacée à son niveau. Circonférence de la phalange du côté sain 0 m. 03 cent. ; du côté malade 0 m. 06 cent.

Obs. XXXI. — Jeanne Reddée, 2 ans 1/2, consultation du 9 mai. Adénites sous-maxillaires, taies de la cornée, lèvre épaisse ; pas d'antécédents héréditaires. Spina ventosa du deuxième métacarpien de la main droite. Début : 4 mois. Ulcération spontanée de la peau au bout de deux mois. Os dénudé sur une petite étendue. Huile de foie de morue, iodure de potassium 0 gr. 50 cent. Amélioration.

Obs. XXXII. — Gabrielle Boilève, 4 ans, consultation du 1er mai. Conjonctivite qui a duré trois semaines l'an dernier; pas d'autres signes de scrofules. Parents sains.

Spina ventosa de la première phalange du médius gauche. Peau saine partout sauf au niveau de la face latérale de la première phalange où elle est lisse et tendue.

Indolence absolue; articulations correspondantes saines. Huile de foie de morue. Sirop d'iodure de fer. Teinture d'iode.

15 mai. Ulcération spontanée de la peau, au niveau du point signalé; issue de fongosités. Iodure de potassium, 0 gr. 40 cent. pansement au chloral, au 1|100.

Le 25. Amélioration notable. Tuméfaction moindre. Les bourgeons fongueux ont disparu. Os sain. Iodure de potassium 0 gr. 60.

20 juin. La fistule est presque fermée; la tuméfaction est encore diminuée.

Obs. XXXIII. — Alice Duey, 5 ans 1|2, enfant lymphatique, pas d'antécédents. Spina ventosa de la deuxième phalange de l'index gauche; tuméfaction considérable de la phalange; peau rouge vif à ce niveau. Sensation de fluctuation. Indolence absolue.

Obs. XXXIV. — Maria Contural, 7 ans, salle Sainte-Eugénie, 12 mai. Elevée au biberon. Otorrhée. Ganglions sous-maxillaires engorgés.

Spina ventosa ulcéré du premier matatarsien. Début il y a un mois. Tuméfaction notable du bord interne du pied, qui n'empêche nullement l'enfant de marcher comme d'habitude. Elle ne se met au lit que huit jours avant son entrée à l'hôpital, époque à laquelle se produit l'ulcération spontanée de la peau.

Amélioration au bout de six semaines de traitement; gonflement moindre; l'ulcération a bon aspect et tend à se rétrécir.

Obs. XXXV. — Marie Lafaux, 8 ans, consultation du 17 mai. Père mort phthisique; enfant scrofuleux. Conjonctivite phlycténulaire double, adénites sous maxillaires. Spina ventosa non ulcéré de la première phalange de l'index gauche pris longtemps pour une enflure. Début il y a six ou huit mois. Peau saine. Etat stationnaire.

Obs. XXXVI. — Octavie Verdier, salle Sainte-Geneviève, service de M. le Dr Triboulet, lit no 12.

Pas d'antécédents, enfant très-scrofuleuse; adénites sous-maxillaires doubles. Cicatrices d'ulcération scrofuleuse à la pommette droite; lèvre supérieure très-épaisse.

Spina ventosa ulcéré du troisième métacarpien de la main droite. Début il y a huit ans par gonflement du dos de la main; ulcération de la peau depuis fort longtemps (?) articulations correspondantes libres; première phalange du médius saine. L'os n'est pas dénudé. Indolence absolue. Son état paraît être un peu amélioré, elle preud 1 gr. d'iodure de potassium.

Obs. XXXVII. — Eugénie Guyot, entrée le 7 juin 1876, dans le service de M. le Dr Triboulet, salle Sainte-Geneviève, n° 12.

Spina ventosa du premier métatarsien droit; gonflement notable de la région, limité à l'os malade. Articulations correspondantes saines. Ulcération arrondie d'où sort un gros bourgeon fongueux. Os dénudé tout autour. Enfant chétive, scrofuleuse. Elle preud 0 gr. 75 d'iodure de potassium par jour; la tuméfaction a, paraît-il, un peu diminué depuis quelque temps.

---

## CONCLUSIONS.

I. Le mot de spina ventosa ne doit plus être employé que pour désigner une seule affection : celle que nous avons décrite sur les os longs du pied et de la main chez les enfants scrofuleux.

II. La lésion anatomique du spina ventosa ainsi compris, est une ostéomyétite chronique : l'altération de la moelle est primitive (dégénérescence fongueuse du tissu médullaire), celle de l'os, secondaire (ostéite raréfiante); l'altération du périoste est consécutive aux deux premières (périostite chronique).

III. Le spina ventosa est une affection purement diaphysaire, — il est très-rare que les épiphyses ou les surfaces articulaires soient le siége de lésions, — en tout cas elles n'y seraient jamais primitives.

IV. La cause pour ainsi dire unique du spina-ventosa est la scrofule à tous les degrés. La tuberculose des enfants ou des parents viendrait ensuite.

Les causes occasionnelles sont obscures.

V. Le spina ventosa présente dans sa marche deux périodes : 1° Tuméfaction indolente sans altération de la peau ; 2° Ulcération de la peau, avec issue des fongosités parties du centre du canal médullaire.

VI. Le diagnostic du spina ventosa doit être fait,avec les engelures, les dactylites strumeuse et syphilitique, l'enchondrome des doigts, les exostoses, la carie et la tumeur blanche des articulations métacarpiennes et phalangiennes.

VII. La guérison est la terminaison la plus fréquente du spina ventosa. On peut, cependant, observer la nécrose de l'os affecté, et l'extension des altérations aux parties voisines.

VIII. Le traitement médical devra être essayé dans tous les cas et continué pendant longtemps. L'ablation des doigts ne sera proposée qu'à la dernière extrémité, et après une tentative de conservation qui consistera dans la résection sous-périostée de l'os malade.

---

# INDEX BIBLIOGRAPHIQUE

ASTLEY COOPER. Œuvre chirurgicale complète, trad. par Chassaignac et Richelot. Paris 1837.

FRÉDERICUS LUDOVICUS AUGUSTIN. De Spina ventosa ossium. Halæ 1717.

BEAUREGARD. Sémeiotique des dactylolyses. Thèse de Paris 1875, coll. in-8, t. I.

BÉCLARD. Traité d'anatomie générale 1823 ; 4° édit. 1865.

BÉRARD. Art. Spina ventosa in Diction. en 30 volumes, t. XXII 1840, p. 508.

BILLROTH. Eléments dn pathologie chirurgicale générale, trad. de Culmann et Sengel. Paris 1868, 33e leçon, p. 512.

BOYER. 1° Traité des maladies chirurgicales. Paris 1814, p. 508.

BOYER. 2° Leçons du citoyen Boyer sur les mal. des os rédigées par Richerand. Paris, an XI 1803.

BOYER. 3° Art Spina ventose, in Dict. en 60 vol. Paris 1821.

CLOQUET. Art. Spina ventosa, in dict. en 21 vol. Paris 1827, t. XIX, p. 419.

DUVERNEY. Traité des maladies des os, t. I, préface, p. 158. Paris 1751.

GERDY. Maladies des organes du mouvement. Paris 1855, p. 107.

LOBSTEIN. Traité d'anatomie pathologique, t. II, p. 122. Paris 1833.

MICHEL. Du spina ventosa, etc. Thèse de Paris 1842.

AUG. NÉLATON. Recherches sur l'affection tuberculeuse des os. Thèse de Paris 1836. Passim.

EUG. NÉLATON. Mémoire sur les tumeurs à myéloplaxes. Thèse de Paris 1860.

OLLIER. Traité de la régénération des os. Paris 1867, t. I, p. 88, t. II, p. 211.

PARROT. Bulletin de la Soc. anat. de Paris, 5e série, t. VIII, 48e année 1873, p. 580.

JEAN-LOUIS PETIT. Traité des maladies des os. Paris 1785.

RANVIER. Description et définition de l'ostéite de la carie et des tubercules des os. In Arch. de phys., t. I, 1868

RANVIER. Considérations sur le développement du tissu osseux, etc. Thèse de Paris 1865, p. 31.

RANVIER et CORNIL. Manuel d'histologie pathologique. Paris 1869. Passim.

RINDFLEISCH. Traité d'histologie pathologique, trad. par le Dr Gross. Paris 1873, § 640.

ROBERT. Du spina ventosa, etc. Thèse de Paris 1839.

ROBIN. Comptes-rendus de la Soc. de biologie 1849, t. I, p. 150.

ROBIN. Art. Moelle des os, in Dict. encycl. des sc. méd., t. IX, 2e série, 1re partie.

ROGNETTA. Mémoire sur quelques maladies du système médullaire des os, in Gazette des hôp. 1841, no 74 et suivants.

SÉDILLOT. De l'évidement sous-périosté des os. Paris 1867.

J.-B. VANDENZANDE. Dissertation sur le spinaventosa. Thèse de Paris, an XIII (1805).

VARRANGUIEN DE VILLEPIN. Du spina ventosa, etc. Thèse de Paris 1855.

VERMONT. Recherches pour servir à l'étude de quelques tumeurs des doigts. Thèse de Paris 1855.

VIDAL DE CASSIS. Traité de pathologie externe, t. II, p. 401 1851.

VIRCHOW. Archives, vol. XV, p. 240. Berlin 1858.

VIRCHOW. Pathologie des tumeurs, trad. par Aronssohn 1869, t. II, p. 284.

VOGUET. Contribution à l'étude de la dactylite strumeuse infantile, Thèse de Paris 1877.

WOLKMANN. Handbuch der allgemeinen und speciellen Chirurgie; vor Pitha et Billroth, Erlangen 1865, t. II, abth. 2, p 269.

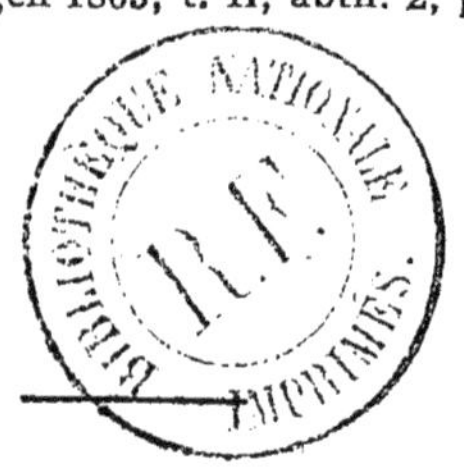

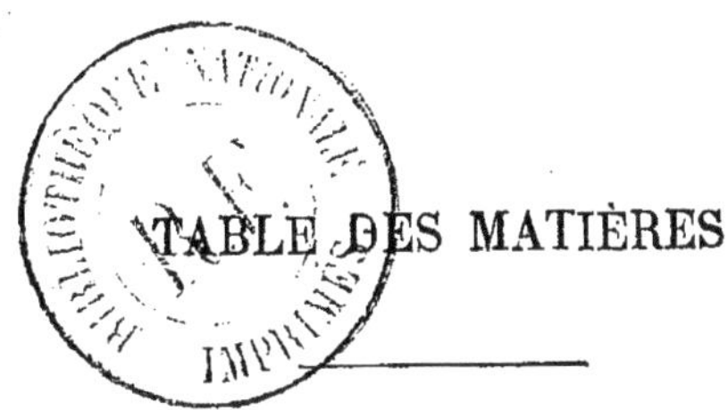

# TABLE DES MATIÈRES



Paris. — A. PARENT, imprimeur de la Faculté de Médecine, rue M.-le-Prince. 29-31.

www.ingramcontent.com/pod-product-compliance
Ingram Content Group UK Ltd.
Pitfield, Milton Keynes, MK11 3LW, UK
UKHW020238220726
13923UKWH00002B/729